广西壮瑶医药与医养结合
人才小高地项目资助出版

◎主编

冯秋瑜 范丽丽 庞宇舟 黄克南

壮瑶族养生药膳本草

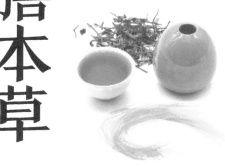

广西科学技术出版社

·南宁·

图书在版编目（CIP）数据

壮瑶族养生药膳本草 / 冯秋瑜等主编. —南宁：
广西科学技术出版社，2020.8（2024.1重印）
ISBN 978-7-5551-1387-4

Ⅰ. ①壮… Ⅱ. ①冯… Ⅲ. ①壮医—食物本草 ②瑶医
—食物本草 Ⅳ. ①R291.808②R295.108

中国版本图书馆 CIP 数据核字（2020）第 134934 号

壮瑶族养生药膳本草

ZHUANG - YAOZU YANGSHENG YAOSHAN BENCAO

主编：冯秋瑜　范丽丽　庞宇舟　黄克南

策　　划：罗煜涛　　　　　　　　　责任编辑：李　媛　程　思
责任校对：阁世景　　　　　　　　　装帧设计：韦娇林
责任印制：陆　弟

出版人：卢培钊　　　　　　　　　　出版发行：广西科学技术出版社
社　　址：广西南宁市东葛路 66 号　　邮政编码：530023
网　　址：http://www.gxkjs.com
印　　刷：北京虎彩文化传播有限公司

开　　本：787 mm×1092 mm　1/16
字　　数：270 千字　　　　　　　　　印　　张：13
版　　次：2020 年 8 月第 1 版
印　　次：2024 年 1 月第 2 次印刷
书　　号：ISBN 978-7-5551-1387-4
定　　价：98.00 元

编委会

序

　　云贵高原之东、五岭以南，有一处古老而神秘之地——壮乡大地。在这块美丽而又神奇的土地，孕育着西瓯、骆越、九黎的后人。他们在此繁衍生息，日耕夜息，使数千年的文化得以传承和发扬。广西处于亚热带地区，山峦起伏，草木茂盛，江河密布；潮湿多雨，潮雾无时，瘴气弥漫。世人劳作诸多艰苦，常患疾染病。自唐宋以来，迁客骚人，无不望之却步，并嗤以"南蛮之地"。然而，西瓯、骆越、九黎的后人观天察地，法诸自然，物尽其用，不仅开垦沃野，勤劳稻作，而且铸铜造铁，讴歌起舞。他们汲万物之精气，取天地之惠泽，从口而入，驱病辟邪，渐渐形成了独具特色的药食民俗和文化。

　　余幼时，长辈多令吾着青黑服饰，曾不解，读书后方知此布料乃以蓝靛做染料。蓝靛有清热解毒之功效，又能防避蚊虫，适用于亚热带地区。晨间雾露弥漫未消而又外出赶路时，必口含生姜以辟秽；田间耕作，巧遇风雨后伤风受寒，首取姜、葱煮水或油茶热服以祛寒湿。每逢农历三月初三，寨寨对山歌，家家采红蓝草、密蒙花、枫树叶等制成五色糯米饭。每逢农历五月初五最为热闹，青壮年男子赛龙舟，老幼则赶往药市采购鲜药、看药、闻药、服药，家家悬艾虎、挂蒲剑、饮雄黄酒，以避疬疫。壮瑶族地区，家家会酿酒，人人会喝酒，常饮少量酒可延年益寿。油茶是瑶族日常必备，瑶人不离油茶；家家户户还善制药膳，如取老母鸭肉、水鸭肉等煲莲藕可防治阴伤干咳，等等。以上皆为吾之所见所闻，不胜枚举。壮瑶医药饮食养生保健的意识早已萌芽并渗透到生活的方方面面。

　　唐代名医孙思邈在《备急千金要方》中指出："夫为医者，当须先洞晓病源，知其所犯，以食治之，食疗不愈，然后命药。"足见药膳食疗在护佑健康方面的重要作用。然壮瑶族药膳方常隐秘于民间，将之挖掘汇总整理，引向大众，实乃善事。《壮瑶族养生药膳本草》研精究微，图文并茂，又重方法指导，通俗易懂，与民众同一鼻息，必能使壮瑶族药食精华薪火相传，膳方广布，造福于民，造福于社会。

　　欣喜之余，是以为序。

湖南中医药大学教授、硕士生导师
美国加州中医药大学博士生导师
中华中医药学会中医药传承导师

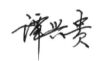

2020年6月

前　言

　　中国药膳寓医于食，内容丰富，源远流长，是我国各族人民在长期的生产生活实践中总结的医药与饮食相结合的智慧结晶。不同民族的药膳具有不同的民族特点。广西是我国壮族和瑶族人口的主要聚居地，由于生活习俗和民族风俗的差异，壮、瑶族的用药和饮食习俗存在着异同，主要体现在药膳上，亦存在交叉。比如，壮族传统药膳是五色糯米饭，瑶族则喜爱打油茶；壮族和瑶族家家户户均习惯自酿药酒和酒水，或简易地取材，仅用单味药水煎或泡茶饮用。

　　目前，我国有关传统药膳的出版物很多，但结合本草系统介绍壮、瑶族药膳的书籍并不多见。为了让广大群众更好地了解壮、瑶族药膳及其防治疾病的知识，我们以《广西壮族自治区壮药质量标准》《广西壮族自治区瑶药材质量标准》为依据，参考各地壮、瑶族习用情况，遴选壮、瑶族常见药材品种（含附药）约160种，每一个药材品种按照名称（收录进《广西壮族自治区壮药质量标准》《广西壮族自治区瑶药材质量标准》的分别增加壮文名、瑶药名）、来源、采集加工、性味与归经、功效与主治（除了介绍中医功效与主治，对收录进《广西壮族自治区壮药质量标准》《广西壮族自治区瑶药材质量标准》的分别介绍壮医功效与主治、瑶医功效与主治）、用法用量、注意事项、药膳方等项目介绍，配以彩色图片，系统地介绍壮、瑶族本草的基本概况和应用，重点介绍该药材的药膳方（包括材料、做法、功用等）。

本书收录的品种并非完全出自国家卫生健康委员会关于药食两用品种目录，而主要来源于壮、瑶族当地习用的药膳本草。本书既可作为中医药院校、中医药科研单位、中医药相关企业、药品检验鉴定部门等专业人员的参考工具书，又可供中医药爱好者、普通民众日常防病治病、保健养生参考使用。需要说明的是，在使用壮、瑶族药膳时同样要注意辨证论治、适应证、使用范围及禁忌，必要时咨询专业医生再使用，以免造成不必要的伤害或延误病情。

　　本书在编撰过程中，得到了广西中医药大学、广西国际壮医医院、金秀瑶族自治县瑶医医院、富川瑶族自治县民族医医院及王贵程医师、樊立勇药师、覃钦成同学等人的鼎力相助和大力支持，在此表示衷心的感谢！

　　由于编者水平有限，书中错漏在所难免，敬请广大读者批评指正！

编者

目 录
CONTENTS

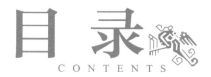

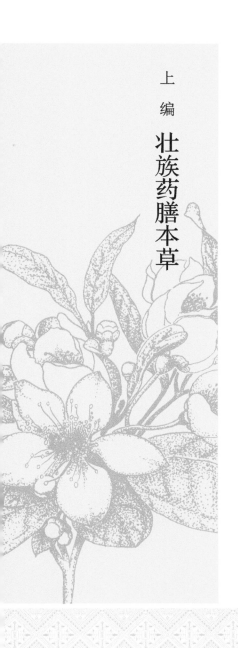

上 编

壮族药膳本草

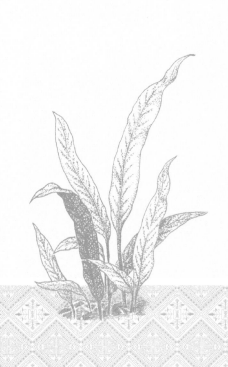

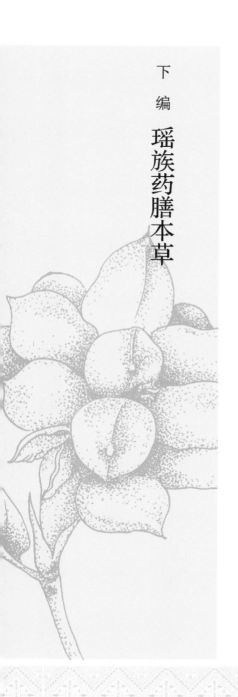

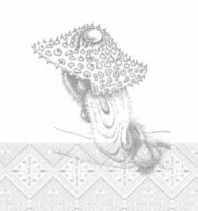

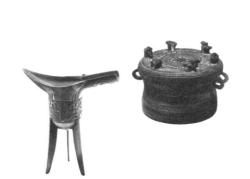

上 编

壮族药膳本草

刀豆

【壮文名】Duhyangj（督样）。

【来源】本品为豆科植物刀豆*Canavalia gladiata*（Jacq.）DC. 的干燥成熟种子。

【采集加工】秋季采收成熟荚果，剥取种子，晒干。

【性味与归经】味甘，性温。归胃、肾经。

【功效与主治】壮医 散寒毒，调谷道。用于鹿（呕吐）、东郎（食滞）、打嗝（呃逆）。

中医 温中下气，益肾补元。用于虚寒呃逆、呕吐、肾虚腰痛等。

【用法用量】煎服，6～9 g。

【注意事项】胃热盛者慎服。

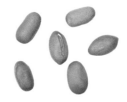
刀豆

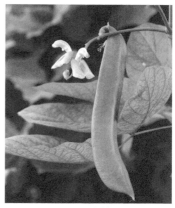
刀豆植株

【药膳方】

1.刀豆姜枣茶

①材料：刀豆10～15 g，生姜10 g，大枣5枚，红糖适量。

②做法：把刀豆、大枣、生姜洗净，生姜切片。上述材料放入锅内，加入适量清水，用武火煮沸后，加入红糖改文火煮约10分钟，汤成去渣即可。

③功用：本药膳方温中降逆、止呃止呕，适用于虚寒性呕吐、呃逆等。

2.刀豆冰糖水

①材料：刀豆50 g，冰糖适量。

②做法：先将刀豆洗净，加水500 mL，煎煮约10分钟，去渣加入冰糖即可。

③功用：本药膳方下气、止咳、平喘，适用于小儿百日咳、老年痰多喘咳等。

3.刀豆粳米粥

①材料：刀豆15 g，粳米50 g，生姜2片。

②做法：将刀豆洗净捣碎，与淘洗干净的粳米、生姜一起放入砂锅中，加水适量，用武火煮沸后改用文火熬煮成稀粥。

③功用：本药膳方温中降逆、温补元阳，适用于脾胃虚寒、胃痛呃逆、呕吐、腹痛腹泻、肾阳不足、腰痛等。

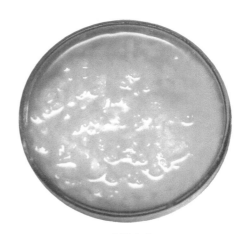
刀豆粳米粥

九里香

【壮文名】Go'ndukmax（棵弄马）。

【来源】本品为芸香科植物九里香*Murraya exotica* L.或千里香*Murraya paniculata*（L.）Jack.的干燥叶和带叶嫩枝。

【采集加工】全年均可采收，除去老枝，阴干。

【性味与归经】味辛、微苦，性温；有小毒。归心、肝、胃经。

【功效与主治】壮医　通龙路、火路，行气止痛，祛风毒，除湿毒，软坚散结。用于胴尹（胃痛）、发旺（风湿骨痛）、林得叮相（跌打损伤）、能唅能累（湿疹）、癌痛。

中医　行气活血，散瘀止痛，解毒消肿。用于脘腹疼痛、风湿痹痛、跌打肿痛，并有麻醉镇痛的作用。

【用法用量】煎服，6～12 g；或入散剂、浸酒。外用适量，捣敷或煎水洗患处。

【注意事项】阴虚患者慎服。

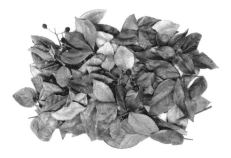

九里香

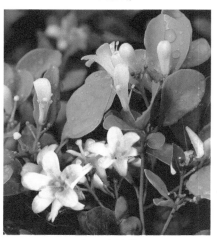

九里香植株

【药膳方】

》 1.九里香红糖瘦肉粥

①材料：九里香12 g，猪瘦肉50 g，红糖20 g，粟米50 g，葱花、生姜各适量。

②做法：把九里香、猪瘦肉、生姜等洗净，切丁。上述材料放入锅内，加入适量清水，用武火煮沸后，加入红糖改文火煮1.0～1.5小时。汤成去渣，与

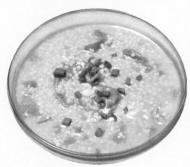

九里香红糖瘦肉粥

粟米同煮1小时。出锅时加入葱花即可。

③功用：九里香活血化瘀、消肿止痛；猪瘦肉滋阴润燥；红糖益气补血、活血化瘀。本药膳方甘甜不腻，适用于脘腹疼痛、风湿痹痛、跌打肿痛。

》 2.九里香酒

①材料：九里香12 g，白酒200 mL。

②做法：将九里香洗净，捣烂后倒入白酒浸2个月以上，饮前滤去药材。

③功用：九里香散瘀止痛、解毒消肿；白酒活血驱寒、通经活络。本药膳方活血化瘀、活络，适用于风湿痹痛、跌打损伤、扭伤。

三叉苦

【壮文名】Gosamnga（棵三咖）。

【来源】本品为芸香科植物三叉苦 *Evodia lepta*（Spreng.）Merr. 的干燥茎。

【采集加工】全年均可采收，切片，干燥。

【性味与归经】味苦，性寒。归肺、肝经。

【功效与主治】壮医　清热毒，除湿毒，通龙路、火路，消肿止痛。用于贫痧（感冒）、林得叮相（跌打损伤）、发旺（风湿骨痛）、能啥能累（湿疹）、皮炎、狠尹（疖肿）、蜂蜇伤。

中医　清热解毒，祛风除湿，消肿止痛。用于温病发热、风热感冒、咽喉肿痛、风湿痹痛、跌打损伤、疮疡、皮肤瘙痒。

【用法用量】煎服，10～15 g。外用适量，煎水洗患处；或外用鲜叶适量，捣敷患处。

【注意事项】不宜过量服用，脾胃虚寒者慎服。

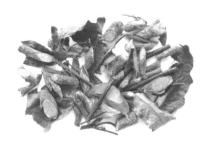

三叉苦

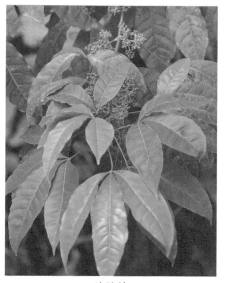

三叉苦植株

【药膳方】

≫ 三叉苦便秘良方

①材料：三叉苦20 g，红糖适量。

②做法：三叉苦水煎30分钟去渣，冲红糖服用。

③功用：三叉苦清热解毒、祛风除湿、消肿止痛，配伍红糖调味可缓和其苦寒之性，民间多用于缓解便秘。

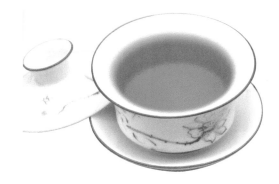

三叉苦便秘良方

三　七

【壮文名】Godienzcaet（楳点镇）。

【来源】本品为五加科植物三七*Panax notoginseng*（Burk.）F. H. Chen的干燥根及根茎。

【采集加工】秋季花开前采挖，洗净，分开主根、支根及根茎，干燥。支根习称"筋条"，根茎习称"剪口"。

【性味与归经】味甘、微苦，性温。归肝、胃经。

【功效与主治】壮医　调龙路、火路，补血，止血，散瘀止痛。用于产后血虚、陆裂（咳血）、渗裂（血证）、阿意勒（便血）、兵淋嘞（崩漏）、胸痛、胴尹（胃痛）、林得叮相（跌打损伤）、京尹（痛经）、产后腹痛。

中医　活血止血，祛瘀止痛，化痰，滋补强壮。用于吐血、咳血、便血、崩漏、痈肿疼痛、产后血晕、恶露不下、外伤出血等。

【用法用量】煎服，3～10 g；或研粉吞服，1～1.5 g。外用适量，研末调敷患处。

【注意事项】生品孕妇慎用。本品性温，凡出血而见阴虚口干者，须配滋阴凉血药同用。

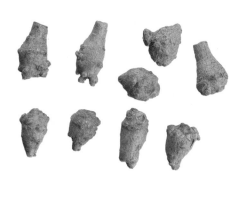

三七

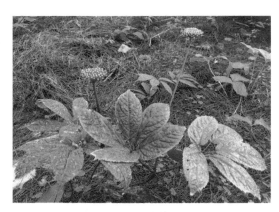

三七植株

【药膳方】

≫ 1.三七土鸡汤

①材料：三七10 g，土鸡1只，葱花、生姜丝、食盐各适量。

②做法：把土鸡宰杀洗净，三七研末，撒在鸡身上，将少量食盐和生姜丝塞进鸡肚子腹中，放入砂锅里加满水用武火煮开后转文火煲1个小时左右后关火。把鸡捞出来待冷却后用剪刀剪小块一起放到剩下的汤里，再用文火煮沸，下盐调味，出锅时加入葱花即可。食肉喝汤，每周1次或2次，佐餐食用。

③功用：本药膳方味道芳香独特，土鸡含有丰富的蛋白质、脂肪、维生素等，滋补养身，配合三七活血、止血，祛瘀止痛，化痰，滋补强壮，适用于气血不足、体虚气少、肺气虚弱、血流不畅的人群。

2.三七代茶饮

①材料：三七6~9 g，水适量。

②做法：把三七切成小块，置于茶杯内，倒入刚烧开的水，盖严杯盖，浸泡20分钟左右即可代茶饮。可反复加入沸水浸泡数次，直至无味。每日上、下午各泡1剂。

③功用：本药膳方散瘀止血、消肿定痛，适用于体内有瘀者做日常茶饮，亦适用于肺结核症见咳嗽、胸痛、咳血、骨蒸潮热、消瘦等。

3.三七蒸鸡

①材料：三七20 g，母鸡1只，龙眼肉、大枣、枸杞子各10 g，黄酒、葱、生姜、食盐各适量。

②做法：先把母鸡宰杀洗净，剁去爪；三七一半研末备用，一半上锅蒸软切片；枸杞子、龙眼肉、生姜、葱洗净，姜切片，葱切段，备用。将三七片盛放于碗内，将生姜、葱、龙眼肉、大枣、枸杞子等摆在三七片

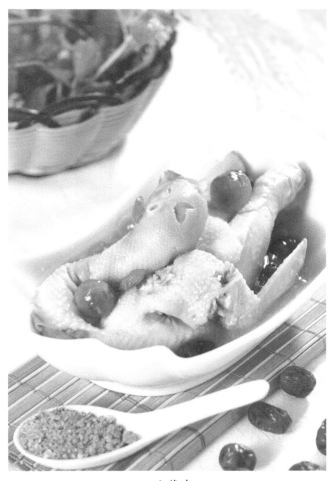

三七蒸鸡

上，再加入清汤、黄酒、食盐，上笼蒸约2小时。出笼后去葱、生姜，并将余下的三七粉撒入蒸碗的汤中即成。吃肉喝汤，佐餐时随量服用，每日1次。

③功用：本药膳方中，母鸡性温、味甘，归脾、胃经，能温中、益气、补精、填髓。三七味甘性温，入肝血经分，又兼补益强壮之功用，与母鸡搭配食用，补而不滞，能散瘀定痛、益气养血，以治疗血瘀证；龙眼肉、大枣、枸杞子等气血双补。本药膳方适用于贫血、面色萎黄，久病体弱等兼有瘀血者；亦可用于血虚、血瘀或血虚兼瘀人群的食养保健。

大风艾

【壮文名】Godaifung（棵歹逢）。

【来源】本品为菊科植物大风艾*Blumea balsamifera*（L.）DC. 的地上部分。

【采集加工】夏、秋季采收，鲜用或阴干。

【性味与归经】味辛、微苦，性微温。

【功效与主治】祛风毒，除湿毒，止泻，活血。用于痧病、头痛、风湿痹痛、泄泻、痢疾、跌打损伤、皮肤瘙痒。

【用法用量】煎服，10～15 g；鲜品用量加倍。

【注意事项】阴虚血热者慎用。

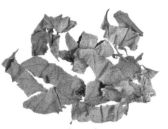

大风艾

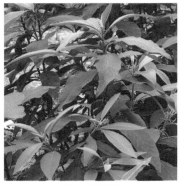

大风艾植株

【药膳方】

1.大风艾良姜粥

①材料：大风艾10～15 g，高良姜10 g，番桃叶5 g，粳米100 g，食盐适量。

②做法：将前三味药洗净，先浸泡1～2小时，放入砂锅内，加水适量，用武火煮沸后改文火煮30分钟，将药渣去掉，留取药液。用药液跟粳米按常法煮粥，起锅前放入适量盐调味即可。

③功用：大风艾性温而止泻，高良姜散肠胃寒毒，番桃叶是壮族民间常用的止泻良药，配合粳米养胃，整体组方起到散寒毒、祛湿毒、暖肠胃、止泄泻等功效。本

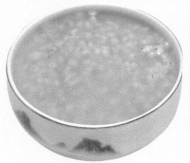

大风艾良姜粥

药膳方适用于急性胃肠炎、慢性胃肠炎，症见腹痛肠鸣、泻利水样、脘闷食少、苔薄白、脉濡缓者。

2.大风艾馍

①材料：大风艾鲜叶100 g，糯米粉150 g，普通面粉50 g，白砂糖20 g，红糖20 g，水适量。

②做法：将大风艾鲜叶洗净剁细，糯米粉、面粉混合置于大碗里，温水加红糖、白砂糖搅匀倒进大碗里，搅拌均匀，再将大风艾鲜叶加入碗里搅匀成湿润的面糊。煎锅倒入少许油，中小火，用勺子将面糊舀进煎锅里，压圆，煎至两面微黄即可。

③功用：本药膳方美味独特，大风艾性温，既能活血又能止泻，与糯米粉、面粉等搅匀煎炸后，香气四溢，口感俱佳。适用于湿邪所致的头痛、泄泻患者及女性痛经者。

广山药

【壮文名】Maenzbya（扪邑）。

【来源】本品为薯蓣科植物褐苞薯蓣 *Dioscorea persimilis* Prain et Burk.的干燥块茎。

【采集加工】冬季茎叶枯萎后采挖，切去根头洗净，除去外皮和须根后干燥。

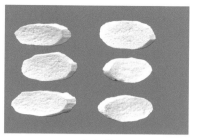

广山药

【性味与归经】味甘，性平。归脾、肺、胃经。

【功效与主治】壮医　调谷道、气道、水道，补肺、肾。用于埃病（咳嗽）、墨病（哮喘）、遗精、白冻（泄泻）、喯疳（疳积）、隆白呆（带下）、肉扭（淋证）、啊肉甜（糖尿病）。

中医　补脾养胃，生津益肺，补肾涩精。用于脾虚食少、久泻、肺虚喘咳、肾虚遗精、带下、尿频、虚热消渴。

【用法用量】煎服，15～30 g。外用适量，捣敷患处。

【注意事项】鲜品有一定毒性，不可直接服用。

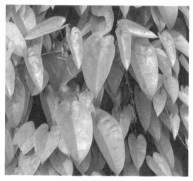

广山药植株

【药膳方】

1.雪梨山药粥

①材料：山药30 g，雪梨、糯米各50 g，冰糖适量。

②做法：将山药、雪梨、糯米洗净，雪梨去核切块，同下砂锅，加水适量，煮成稀粥，调入冰糖稍煮即可。早晚随餐温热食用。

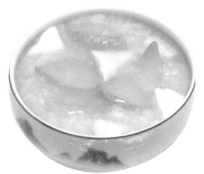

雪梨山药粥

③功用：本药膳方滋阴润肺、补脾养胃、补肾固精，适用于虚劳咳嗽、气阴不足、口干喜饮、纳食不香、脾虚腹泻、肾虚遗精等。

2.山药面

①材料：山药粉1500 g，面粉3000 g，鸡蛋10个，生姜5 g，豆粉200 g，食盐、味精、胡椒粉、猪油、葱段各适量。

②做法：将面粉、山药粉、豆粉放入盆中，加鸡蛋和适量的水、食盐，揉成面团，擀成薄面片，切成面条。锅内加水适量，放入猪油、葱段、生姜，煮沸，再将面条放入锅内，煮熟，加入味精、食盐、胡椒粉即成。

③功用：本药膳方补虚羸、益元气，适用于体虚气少者。

广山楂

【壮药名】Maksanhcah（芒山楂）。

【来源】本品为蔷薇科植物台湾林檎*malus doumeri*（Bois.）A. Chev. 或光萼林檎*Malus leiocalyca* S. Z. Huang的干燥成熟果实。

【采集加工】秋季果实成熟时采收，用沸水烫10分钟后捞起切片，干燥。

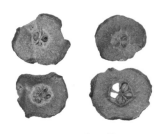

广山楂

【性味与归经】味酸、甘、涩，性微温。归脾、胃、肝经。

【功效与主治】**壮医**　通龙路，调谷道，散瘀肿。用于东郎（食滞）、阿意咪（痢疾）、胴尹（胃痛）、京瑟（闭经）、兵嘿细勒（疝气）、高脂血症。

中医　理气健脾，消食停滞。用于肉食积滞、脘腹胀满、泻痢腹痛、瘀血经闭、产后瘀阻、心腹刺痛、疝气疼痛、高脂血症。炒焦后收敛作用增强，用于大便溏泻。

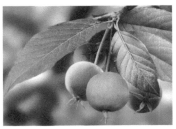

广山楂植株（台湾林檎）

【用法用量】煎服，9～12 g。

【注意事项】脾胃虚弱者不宜多食。

【药膳方】

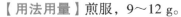

》 1.山楂银菊饮

①材料：山楂10 g，金银花10 g，菊花10 g，蜂蜜适量。

②做法：将金银花、菊花择选干净，用水淘洗后置于锅内，山楂择选后洗净，装入茶包内备用。山楂加适量水煮制20分钟后，放入金银花、菊花药包继续煮制5分钟即成。饮时加入适量蜂蜜调匀即可。亦可直接用开水冲泡或用养生壶直接煮制。

③功用：山楂消食，通血脉又增酸味；金银花、菊花同用能解暑热、清头目；入蜂蜜，既补中气又合甜酸。本药膳方适用于伤暑身热、烦渴、眩晕、火毒目赤、咽痛、疮疖等症，也可用于高血压、高脂血症、冠心病、痢疾等的辅助治疗。

》 2.山楂粳米粥

①材料：鲜山楂50 g，粳米100 g，白砂糖适量。

②做法：将山楂洗净、去核、切片，加白砂糖渍30分钟，然后与淘洗干净的粳米一同放入砂锅中，加清水适量，用武火烧沸后转文火熬成粥即成。

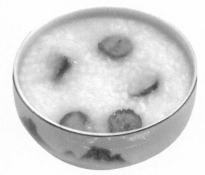

山楂粳米粥

③功用：本药膳方健脾开胃、活血化瘀、消积减肥，适用于各种单纯性肥胖症，对兼有萎缩性胃炎、冠心病患者尤为适宜。

广金钱草

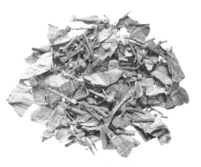

广金钱草

【壮文名】Gvangjgimcienz（旷金浅）。

【来源】本品为豆科植物广金钱草*Desmodium styracifolium*（Osb.）Merr. 的干燥地上部分。

【采集加工】夏、秋季采割，除去杂质，切段，晒干。

【性味与归经】味甘、淡，性凉。归肝、肾、膀胱经。

【功效与主治】壮医　通龙路，利水道，清热毒，除湿毒。用于肉扭（淋证）、笨浮（水肿）、胆囊结石、能蚌（黄疸）、唓疳（疳积）、呗农（痈疮）。

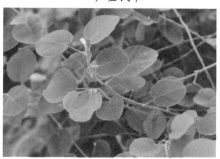

广金钱草植株

中医　清热除湿，利尿通淋。用于热淋、砂淋、石淋、小便涩痛、水肿尿少、黄疸尿赤、尿路结石。

【用法用量】煎服，15～30 g。

【注意事项】孕妇忌服。

【药膳方】

1.广金钱菌肉汤

①材料：广金钱草15～20 g，杂菌50 g，猪瘦肉50 g，鲜紫苏叶10 g，生姜、食盐各适量。

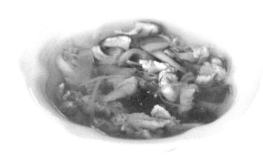

广金钱菌肉汤

②做法：广金钱草、猪瘦肉、生姜洗净，后两者切片。与洗净的杂菌放入锅内，加入适量清水，武火煮沸后改文火煮1.0～1.5小时。汤成去渣，下食盐调味，出锅时加入紫苏叶即可。

③功用：本药膳方中的猪瘦肉滋阴润燥，广金钱草利尿排石，紫苏宽胸理气，故能清热泻火、利尿排石而不伤阴，且甘甜不腻。适用于体虚气少、排尿不利、尿少或胆道结石，反复感染疼痛者。

2. 金钱草灵芝猪骨汤

①材料：广金钱草 10 g，灵芝60 g，

排骨250 g，蜜枣 3枚，生姜3片，食盐适量。

②做法：广金钱草、灵芝、排骨洗净切小块，排骨水撇去污血。将全部材料一起放入砂锅，加入清水适量，以武火煮沸后转文火煮1～2小时。出锅后加盐调味，去药渣喝汤吃肉。

③功用：广金钱草利湿退黄、利尿通淋；灵芝补肺健脾、安神定志。本药膳方清热利湿、养肺、安神益脾，适用于免疫力低下、体虚乏力、排尿不畅及尿少或胆道发炎或胆结石症状较轻者。

马齿苋

【壮文名】Byaekbeiz（碰北）。

【来源】本品为马齿苋科植物马齿苋 *Portulaca oleracea* Linn.的地上部分。

【采集加工】夏、秋季茎叶茂盛时采收，除去杂质，洗净，鲜用；略蒸或用沸水略烫后晒干。

【性味与归经】味酸，性寒。归大肠、肝经。

【功效与主治】壮医　清热毒，调龙路，止血，止痢。用于阿意咪（痢疾）、呗农（痈疮）、呗叮（疔疮）、能啥能累（湿疹）、额哈（毒蛇咬伤）、仲嘿喯尹（痔疮）、兵淋嘞（崩漏）。

中医　清热解毒，凉血止血，止痢。用于疔疮肿毒、蛇虫咬伤、湿疹、丹毒、便血、痔血、崩漏下血、产后及功能性子宫出血等。

【用法用量】煎服，9～15 g（鲜品30～60 g）。外用适量，捣敷患处。

【注意事项】脾虚便溏者及孕妇忌用。

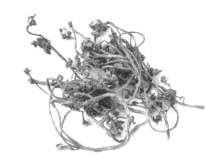
马齿苋

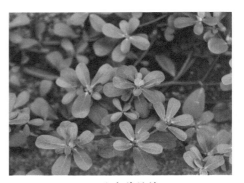
马齿苋植株

【药膳方】

1.马齿苋拌麻酱

①材料：鲜马齿苋250 g，豆腐干3块，芝麻酱25 g，生抽、芝麻油、食盐、白砂糖、味精各适量。

②做法：豆腐干用沸水煮5分钟，马齿苋用沸水焯熟，分别切碎，一起放入盘内，加入各种调味料及用水搅开的芝麻酱拌匀即可。

③功用：本药膳方泻热解毒、消暑，适用于痈疮肿毒、湿疹等皮肤病的防治。

2.马齿苋绿豆汤

①材料：鲜马齿苋150 g，绿豆30 g。

②做法：马齿苋洗净，切段备用。绿豆淘洗干净后放入锅中，加适量水煮20分钟后放入马齿苋，继续煮10分钟，至绿豆熟烂即成。每日1剂，连服4～6日。

③功用：本药膳方清热凉血、解毒消痈，适用于热毒泻痢、火毒痈肿、细菌性痢疾、急性肠胃炎、便血、痔疮出血等。夏、秋季尤宜食用。

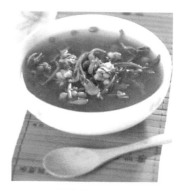

马齿苋绿豆汤

土茯苓

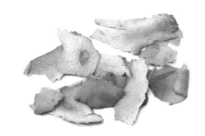

土茯苓

【壮文名】Gaeulanghauh（勾浪蒿）。

【来源】本品为百合科植物光叶菝葜*Smilax glabra* Roxb. 的干燥根茎。

【采集加工】夏、秋季采挖，除去须根，洗净，干燥；或趁鲜切片，干燥。

【性味与归经】味甘、淡，性平。归肝、胃经。

【功效与主治】壮医　通龙路、火路，祛风毒，除湿毒。用于发旺（风湿骨痛）、笨浮（水肿）、肉裂（血淋）、肉扭（淋证）、呗农（痈疮）、呗奴（瘰疬）、梅毒。

中医　解毒，除湿，利关节。用于风湿痹痛、水肿、淋证、泄泻、痈疮、癣症、瘰疬、瘿瘤、皮炎、皮肤过敏、梅毒、汞中毒所致的肢体拘挛、筋骨疼痛。

【用法用量】煎服，10～60 g。外用适量，研末调敷患处。

【注意事项】肝肾阴亏者慎服。

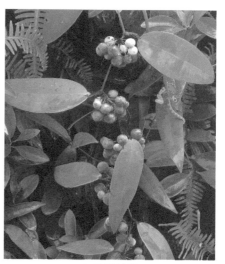

土茯苓植株

【药膳方】

1.柴鱼土茯苓汤

①材料：土茯苓5～10 g，柴鱼1条，花生油、葱花、生姜片、食盐、料酒各适量。

②做法：先将柴鱼去除内脏，洗净，切块备用。锅烧热，加入适量花生油，放入生姜片爆香，放入柴鱼块、适量的盐。鱼块两面煎黄后加入适量清水、料酒和洗净切片的土茯苓，用武火煮沸后改文火煮15～20分钟，将鱼汤煮至浓稠，下食盐调味，出锅时加入葱花即可。

③功用：柴鱼健脾开胃、益气养阴；土茯苓除湿、通利关节。本药膳方味道鲜美，适用于瘰疬、瘿瘤、皮炎、水肿、淋证。

2.龟苓膏

①材料：土茯苓500 g，龟板5～8个，生地60 g，金银花60 g，凉粉草60 g。

②做法：土茯苓洗净切片，生地、金银花、凉粉草用布包好，龟板去腥打碎，上述食材一起加10倍水以文火反复熬煮10小时。待出胶去药包静置晾凉，可置冰箱内冷藏，待凝固即可食用。

③功用：本药膳方清热解毒、滋阴润燥、美容养颜，适用于湿热质、痰湿质人群日常食养。方中土茯苓也可用茯苓代替。

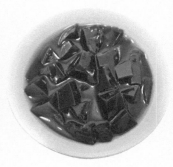

龟苓膏

土人参

【来源】本品为马齿苋科植物锥花土人参 *Talinum paniculatum* （Jacq.）Gaertn. 的根或嫩茎叶。

【采集加工】全年均可采挖，洗净，鲜用或晒干。

【性味与归经】味甘、淡，性平。归肺、脾、肾经。

【功效与主治】补虚，止咳，调经。用于体虚、肾虚、纳呆、泄泻、肺痨（肺结核）、眩晕、月经不调、带下、缺乳、痈疮、外伤出血。

【用法用量】煎服，30～60 g。外用适量，捣敷患处。

【注意事项】孕妇忌服。

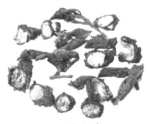

土人参

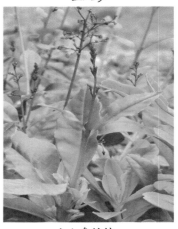

土人参植株

【药膳方】

1.土人参叶鸡蛋汤

①材料：土人参叶（鲜品）15～20 g，土鸡蛋3枚，食盐、花生油、葱花、生姜丝各适量。

②做法：先将土人参叶洗干净放入大碗中，用冷水浸泡10～20分钟，捞出备用。将土鸡蛋打入碗中，加入适量的食盐搅拌均匀。用武火将锅烧热，放入适量的食花生油，再放入生姜丝爆炒3～5秒，放入土人参叶再翻炒5～10秒，加入适量清水，用武火煮沸后放入搅拌好的鸡蛋液，改用文火煮沸，下盐调味。出锅装入汤碗，撒上葱花即可。

③功用：土鸡蛋含有丰富的蛋白质、维生素等物质，润肺健脾补虚；土人参益气健脾、润肺止咳、调经。本药膳方味道甘甜，适用于体虚气少、纳谷不香、眩晕、哺乳期乳少、月经不调。

2.土人参蒸肉

①材料：土人参50 g，猪肉100 g，鸡蛋2个，面粉500 g，葱花、生姜末、食盐、蚝油、玉米淀粉、料酒各适量。

②做法：将猪肉和土人参洗干净，切成碎末放入大碗中，加入面粉、鸡蛋清及葱花、生姜末、蚝油、玉米淀粉、食盐、料酒，搅拌均匀，置于盘中放在锅内蒸15分钟即可。

③功用：土人参益气健脾；猪肉含有丰富的蛋白质、脂肪等物质，润燥、滋阴、补肾。本药膳方补虚、止咳、调经，适用于体虚乏力、月经不调、眩晕、脾虚泄泻、肺燥咳嗽、神经衰弱。

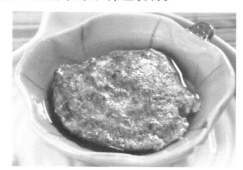

土人参蒸肉

山苍子

【来源】本品为樟科植物山鸡椒*Litsea cubeba*（Lour.）Pers.的干燥果实、根及叶。

【采集加工】秋季果实呈红褐色时采收，根、叶全年均可采收，除去杂质，晒干或烘干。

【性味与归经】味辛、微苦，性温。归脾、胃经。

【功效与主治】叶理气散结，解毒消肿，止血；根祛风散寒除湿，理气、通络、止痛。

【用法用量】煎服，3～10 g。

【注意事项】实热及阴虚火旺者不宜服用。

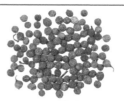

山苍子

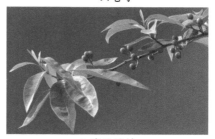

山苍子植株

【药膳方】

≫≫ 1.山苍子煲猪脚

①材料：山苍子根10 g，新鲜猪脚1只，花椒、大枣、花生、生姜丝、黄酒、食盐、花生油各适量。

②做法：将猪脚洗净，砍成小块，放入锅中加水煮10分钟后捞起备用。将山苍子根放入布包好，与猪脚、花椒、花生、大枣、生姜丝一起纳入砂锅，加适量黄酒、清水煲2小时，加入花生油、食盐稍煮调味即成。

③功用：猪脚含丰富的胶原蛋白、脂肪和维生素A、维生素D、维生素E、维生素K等有益成分。配合辛温的山苍子根，本药膳方实乃祛风散寒、除湿的佳品，适用于脾肾两虚、寒湿阻滞所致的脘腹冷痛、腰膝酸软等。

≫≫ 2.酸汤猪蹄

①材料：山苍子10 g，新鲜猪蹄2只，酸汤200 mL，葱段、生姜片、花生油、花椒、红辣椒、白砂糖、食盐、鸡精各适量。

②做法：将猪蹄斩开泡入清水10分钟，纳入冷水锅中加葱段、生姜片、花椒等煮沸，去除血水备用。锅洗净加适量花生油，放入葱

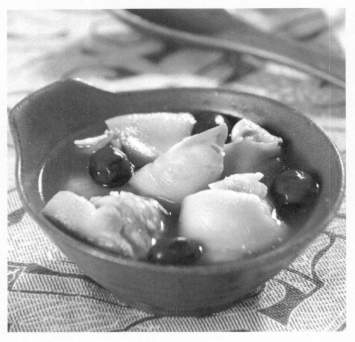

山苍子煲猪脚

段、生姜片、红辣椒爆香，倒入酸汤与山苍子用武火煮沸，放入猪蹄，以中小火炖煮30分钟后加适量白砂糖、鸡精与食盐调味即可。

③功用：猪蹄味甘咸性平，《随息居饮食谱》载其"滋胃液以滑皮肤"，配合山苍子理气除湿，佐以酸汤养阴开胃。本药膳方酸甜适口，适用于胃阴不足、口干舌燥、纳少乏力等。

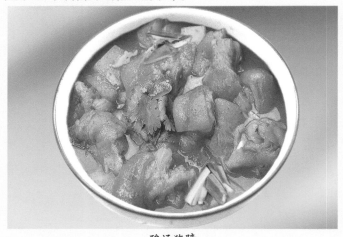

酸汤猪蹄

山茱萸

【来源】本品为山茱萸科植物山茱萸 *Cornus officinalis* Sieb. et Zucc.的干燥成熟果肉。

【采集加工】秋末冬初果皮变红时采收果实，用文火烘或置沸水中略烫后，及时除去果核，干燥。

【性味与归经】味酸、涩，性微温。归肝、肾经。

【功效与主治】补肝益肾，涩精固脱。用于眩晕耳鸣、腰膝酸痛、阳痿、遗精、遗尿、尿频、崩漏带下、大汗虚脱、内热消渴。

【用法用量】煎服，6～12 g。

【注意事项】命门积火、素有湿热、小便淋涩者禁用。

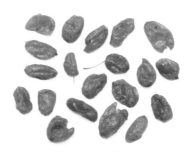

山茱萸

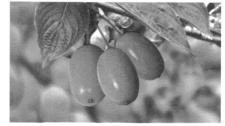

山茱萸植株

【药膳方】

1.双山羊肉汤

①材料：山茱萸10 g，山药50 g，羊肉500 g，生姜丝、黄酒、食盐各适量。

②做法：山茱萸用水洗净。羊肉切成块，入沸水中煮5分钟左右捞起，用水洗净，放入砂锅内，煲至水沸后再把山茱萸、山药、生姜丝、黄酒放入锅中用文火煲3小时，最后加入食盐调味即可。

③功用：羊肉性温，归脾、肾经，具有益气补虚、温中暖下的功效，为壮族地区冬令进补常用食材；山药气阴双补，肺、脾、肾三焦兼顾。配合温性之山茱萸，本药膳方实乃补益脾肾的佳品，既可补益强壮身

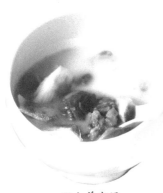

双山羊肉汤

体，又增强机体的免疫力，适用于脾肾两虚、腰膝酸软、手脚冰冷等。

2.山茱萸粥

①材料：山茱萸15 g，粳米60 g，白砂糖适量。

②做法：将山茱萸洗净去核，与粳米同入砂锅煮粥。待粥将成时，加入白砂糖稍煮即成。一日分2次食用，3～5日为1个疗程，病愈即可停服。

③功用：山茱萸味酸性温，专入肝肾，"大能收敛元气，振作精神，固涩滑脱"，为补肝益肾、收敛固涩最常用的药物之一；粳米和中健脾，与山茱萸相伍，可使后天得补，先天生化有源；再入白砂糖调配，可酸甘化阴，增强山茱萸滋补肝肾之效。本药膳方酸甜可口，适用于肝肾不足所致的腰膝酸软、头晕耳鸣、阳痿、遗精、遗尿、尿频以及冲任损伤所致的崩漏、月经过多、虚汗不止、带下量多等。

小槐花

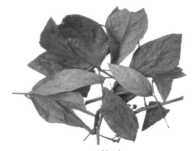

小槐花

【壮文名】Govwnzcanh（棵文沾）。

【来源】本品为豆科植物小槐花 *Desmodium caudatum*（Thunb.）DC.的全株。

【采集加工】全年均可采收，除去杂质，鲜用或干燥。

【性味与归经】味甘、苦，性凉。归肺、胃经。

【功效与主治】壮医　调龙路，通气道、谷道，清热毒，止血。用于胴尹（胃痛）、白冻（泄泻）、月经不调、喯疳（疳积）、贫痧（感冒）、呗嘻（乳腺炎）、狠尹（疖肿）。

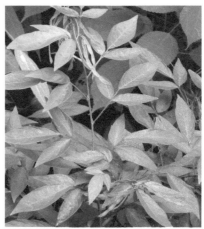

小槐花植株

中医　清热解毒，祛风透疹，消积止痛。用于感冒发热、疹出不透、小儿疳积、脘腹疼痛、泄泻。

【用法用量】煎服，9～15 g。外用鲜品适量，捣敷患处。

【注意事项】孕妇慎用。

【药膳方】

1.槐花炖鸡肉

①材料：小槐花叶15 g，鸡1只，生黄芪20 g，薏苡仁50 g，生姜片、葱花、花生油、黄酒、食盐适量。

②做法：将鸡宰杀洗净备用，薏苡仁洗净浸泡备用，小槐花叶和生黄芪用纱布袋包好制成药包，扎紧袋口。以上食材一同置于锅内，加适量生姜片和水煮沸，文火炖1～2小时，拿出药包，加食盐、花生油、葱花、黄酒调味即可食用。

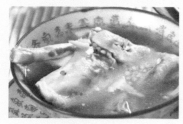

槐花炖鸡肉

③功用：本药膳方中的小槐花叶消食健脾，鸡肉益气养血，黄芪补中益气，共奏益气补虚之效，适用于小儿疳积之形体消瘦、饮食乏味、大便干稀不调、腹胀、面色不华等，亦可用于急慢性胃炎证属脾胃虚弱之胃脘疼痛者。

2.槐叶胡荽粥

①材料：鲜小槐花嫩叶30 g，粳米200 g，胡荽20 g，生姜10 g。

②做法：将新鲜小槐花嫩叶洗净榨汁并滤出，胡荽、生姜切末备用。将粳米倒入锅中，加入适量水，熬至浓稠后放入小槐花嫩叶汁和姜末搅拌均匀，继续煮15分钟左右，再放入胡荽末搅拌均匀即可食用。

③功用：小槐花叶祛风透疹，胡荽解表透疹，生姜发汗解表，粳米调养胃气。本药膳方适用于斑疹隐隐、皮肤瘙痒、无汗等。

车前草

【壮文名】Nyadaezmax（牙底马）。

【来源】本品为车前草科植物车前*Plantago asiatica* Linn.或平车前*Plantago depressa* Willd.的全草。

【采集加工】夏季采收，除去杂质，鲜用或晒干。

【性味与归经】味甘，性寒。归肝、肾、肺、小肠经。

【功效与主治】壮医 清热毒，调水道，凉血。用于肉扭（淋证）、肉卡（癃闭）、白冻（泄泻）、埃病（咳嗽）、肉裂（血淋）、呗农（痈疮）。

中医 清热利尿通淋，祛痰止咳，凉血解毒，明目。用于小便不通、淋浊、带下、尿血、黄疸、水肿、热痢、目赤肿痛、咳嗽、皮肤溃疡等。

【用法用量】煎服，9～30 g。外用适量，捣敷患处。

【注意事项】肾虚精滑者慎用。

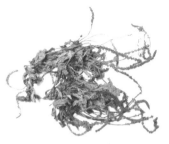
车前草

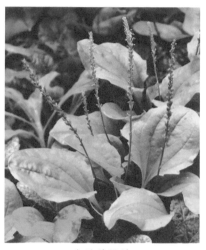
车前草植株

【药膳方】

1.车前草煲猪小肚

①材料：鲜车前草60～90 g（干品20～30 g），猪小肚200 g，食盐适量。

②做法：将鲜车前草洗净备用（若为干品则需提前浸泡1小时），将猪小肚处理干净后切成小块焯水，上两味放入锅中，加水、食盐，以文火炖煮半小时即可。

③功用：车前草清热燥湿，多适用于湿热带下；猪小肚补脾化湿。本药膳方属岭南地区特色药膳，具有清热解毒、利尿通淋的功效。民间常用于膀胱炎、尿道炎、眼结膜炎、妇女因湿热所致的白带过多等症。

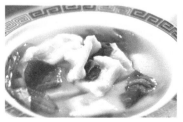
车前草煲猪小肚

2.车前草粥

①材料：鲜车前草50 g，薏苡仁30 g，黄小米100 g，生姜3片，葱末少许，食盐5 g。

②做法：将车前草、薏苡仁洗净后浸泡2小时，用纱布袋包好，与黄小米、生姜一同放入砂锅内，加水1000 mL，常规煮粥。起锅时加葱末、食盐调味即可。

③功用：车前草清热利尿，薏苡仁利湿，黄小米养胃益脾。本药膳方适用于小便不利、淋沥涩痛、尿血、目赤肿痛、水肿、咳嗽痰多。

化橘红

【壮文名】Bugnaengbwn（卜能盆）。

【来源】本品为芸香科植物化州柚*Citrus maxima*（Burn.）Merr. cv. Tomentosa或柚*Citrus maxima*（Burn.）Merr. 的未成熟或接近成熟的干燥外层果皮。

【采集加工】夏季果实未成熟时采收，置沸水中略烫后，将果皮割成5瓣或7瓣，除去果瓤和部分果皮，压制成形，干燥。

【性味与归经】味辛、苦，性温。归肺、脾经。

【功效与主治】壮医　通气道，调谷道，除湿毒。用于埃病（咳嗽）、比耐来（咳痰）、东郎（食滞）、鹿（呕吐）。

中医　燥湿化痰，理气宽中，消食。用于风寒咳喘痰多、胸膈胀闷、食积呕吐等。

【用法用量】煎服，3～6 g。

【注意事项】气虚、阴虚及燥咳痰少者禁服。

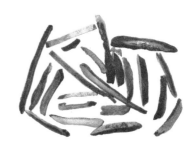

化橘红

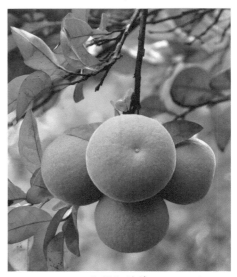

化橘红植株

【药膳方】

1.橘红山楂糕

①材料：化橘红10 g，鲜山楂100 g，白砂糖200 g。

②做法：将化橘红用纱布袋包好，与鲜山楂同煮半小时，取出化橘红后加入白砂糖搅拌成糊状，再置于锅中加热熬煮至黏稠状，晾凉即可。

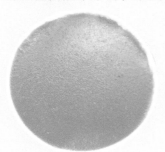

橘红山楂糕

③功用：本药膳方燥湿化痰、理气健脾，适用于慢性支气管炎、肺气肿、慢性咳嗽，以及适宜中医属脾虚、痰湿较重者食用。

2.甘橘川贝瘦肉汤

①材料：化橘红10 g，甘草3 g，川贝母粉3 g，猪瘦肉50 g，食盐少许，生姜适量。

②做法：上述食材洗净后加水200 mL，隔水蒸炖1小时后下食盐调味即可。

③功用：本药膳方理气化痰、宣肺止咳，适用于慢性支气管炎、肺气肿，证属痰浊上扰、表现为痰白黏稠者。

>>> 3.橘红蜂蜜饮

①材料：化橘红10 g，蜂蜜适量。

②做法：化橘红煮水30分钟，加蜂蜜适量调味即可。

③功用：化橘红与蜂蜜合用可润肺止咳、燥湿化痰，适用于咽喉不利、咳嗽痰多。

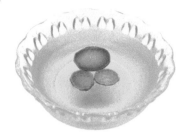

橘红蜂蜜饮

火炭母

【壮文名】Gaeumei（勾莓）。

【来源】本品为蓼科植物火炭母*Polygonum chinense* L. 或粗毛火炭母*Polygonum chinense* L. var. *hispidum* Hook. f. 的全草。

【采集加工】夏、秋季采收，洗净，鲜用或晒干。

【性味与归经】味酸、涩，性凉；有毒。归肝、肺、大肠经。

【功效与主治】壮医　清热毒，除湿毒，凉血止痛。用于阿意咪（痢疾）、白冻（泄泻）、能蚌（黄疸）、货咽妈（咽痛）、歇含（霉菌性阴道炎）、呗嘻（乳腺炎）、呗农（痈疮）、能啥能累（湿疹）、额哈（毒蛇咬伤）。

中医　清热解毒，利湿消滞，凉血止痒，明目退翳。用于痢疾、肠炎、消化不良、肝炎、感冒、扁桃体炎、咽喉炎、白喉、百日咳、角膜云翳、霉菌性阴道炎、白带异常、乳腺炎、疖肿、小儿脓疱疮、湿疹、毒蛇咬伤。

【用法用量】煎服，9～15 g（鲜品30～60 g）。外用适量，捣敷或煎水洗患处。

【注意事项】脾胃虚寒者慎用。

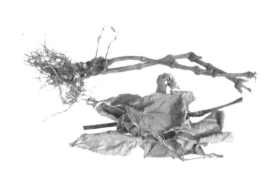

火炭母

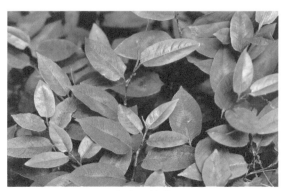

火炭母植株

【药膳方】

》》》 1.火炭母煲鲫鱼

①材料：火炭母（干品）50~80 g，蜜枣3枚，鲫鱼1条，生姜4片，盐适量。

②做法：火炭母洗净稍浸泡，蜜枣去核，鲫鱼宰杀洗净，煎至两面微黄。将火炭母、鲫鱼、蜜枣与生姜放入瓦煲，加清水2500 mL，以武火煮沸后改文火煲约1小时，加盐适量即可。

③功用：本药膳方甘润可口，清热祛暑、利湿解毒，为盛夏时家庭清热药膳汤，男女老少皆宜。

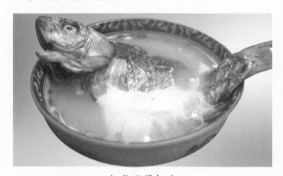

火炭母煲鲫鱼

》》》 2.火炭母猪横利汤

①材料：火炭母（干品）20 g，猪横利（猪的脾脏）1~2条，胡萝卜半根，陈皮1瓣，生姜15 g，蜜枣3枚，食盐适量。

②做法：火炭母用清水浸泡约15分钟，猪横利洗净、焯水，胡萝卜切块。除食盐外其他食材同放入汤煲内，加清水2500 mL，用武火煮沸后改文火煲1小时，加入食盐调味即可。

③功用：本药膳方将火炭母与健运脾胃、消食祛滞、润燥降火的猪横利搭配，加入可去腥、和味、补中、运脾的陈皮、胡萝卜、生姜、蜜枣，能改善口黏口臭、腹泻便溏、胃纳欠佳、舌苔厚腻、精神疲乏等不适，尤其适合湿热熏蒸和湿热体质者食用。

木蝴蝶

【来源】本品为紫葳科植物木蝴蝶*Oroxylum indicum*（L.）Vent. 的干燥成熟种子。

【采集加工】秋、冬季采收成熟果实，暴晒至果实开裂，取出种子，晒干。

【性味与归经】味苦、甘，性凉。归肺、肝、胃经。

【功效与主治】利咽润肺，疏肝和胃，敛疮生肌。用于咽痛喉痹、声音嘶哑、咳嗽、肝胃气痛、疮疡久溃不敛、浸淫疮。

【用法用量】煎服，6～9 g；研末，1.5～3 g。外用适量，捣敷或研末调敷患处。

【注意事项】体弱虚寒者慎用。

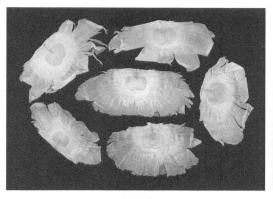

木蝴蝶

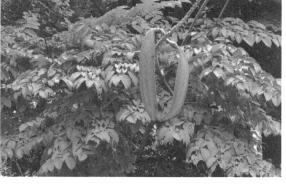

木蝴蝶植株

【药膳方】

1.木蝴蝶茶

①材料：木蝴蝶9 g，冰糖适量。

②做法：将木蝴蝶洗净与冰糖一起放入杯中，用沸水约250 mL冲泡，适温代茶饮。

③功用：木蝴蝶利咽润肺；冰糖清热、生津、调味。本药膳方适用于急慢性咽炎、暗哑。

2.木蝴蝶玄麦茶

①材料：木蝴蝶、玄参、麦冬各5 g，薄荷2 g，蜂蜜适量。

②做法：木蝴蝶、玄参、麦冬洗净装盘备用，薄荷洗净备用。锅中加入清水200 mL，浸泡木蝴蝶、玄参、麦冬约20分钟，然后煮沸10分钟，加入薄荷以文火再煮2分钟。适温后滤渣，兑入蜂蜜，即可饮用。

③功用：木蝴蝶、玄参、麦冬养阴、生津、利咽，薄荷清热利咽。本药膳方清热养阴、润肺利咽，适用于阴虚感冒、干咳少痰、咽喉干燥、舌红少苔、肺肾阴虚的慢性咽炎反复发作等。

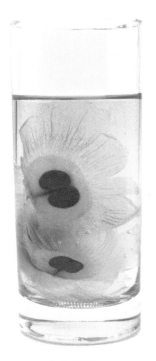

木蝴蝶茶

水菖蒲

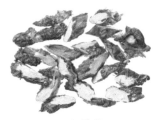

水菖蒲

【来源】本品为天南星科植物菖蒲*Acorus calamus* L.的根茎。

【采集加工】全年均可采挖，但以8～9月采挖为佳，挖取根茎后，洗净泥沙，去除须根，鲜用或晒干。

【性味与归经】味辛、苦，性温。归心、肝、胃经。

【功效与主治】化痰开窍，除湿健胃，杀虫止痒。用于痰厥昏迷、中风、癫痫、惊悸健忘、耳鸣耳聋、食积腹痛、痢疾泄泻、风湿疼痛、湿疹、疥疮。

【用法用量】煎服，3～6 g；或入丸散。外用适量，煎水洗或研末调敷患处。

【注意事项】阴虚阳亢、汗多、精滑者慎服。

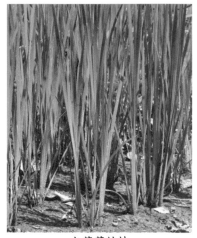

水菖蒲植株

【药膳方】

1.菖蒲薏仁山药猪脚汤

①材料：鲜水菖蒲30 g，薏苡仁30 g，鲜山药100 g，猪脚适量，食盐、姜丝各适量。

②做法：将鲜水菖蒲洗净，鲜山药洗净去皮切块；猪脚洗净切块，入沸水中焯一下，捞出。将水菖蒲、薏苡仁、山药、猪脚、姜丝放入砂锅中，加食盐和适量水，中火炖至猪脚烂熟即成。

③功用：本药膳方祛风活络、消肿止痛，适用于风寒湿痹、筋骨关节疼痛或外伤后筋骨疼痛。

2.菖蒲杜仲汤

①材料：水菖蒲10 g，杜仲15 g，羊肾1对，黑豆50 g，姜片适量。

②做法：将羊肾剖开洗净切片，加沸水浸泡3分钟后捞出，加姜片腌制10分钟备用。黑豆、杜仲、水菖蒲共煮30分钟，然后加入腌制的羊肾，以文火炖熟。

③功用：本药膳方益肾、填精、开窍，适用于肾精亏虚导致的耳鸣、耳聋等。

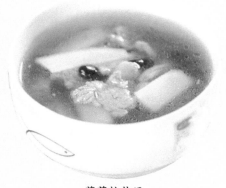

菖蒲杜仲汤

艾 叶

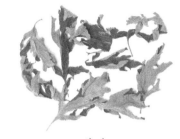
艾叶

【壮文名】Mbawngaih（盟埃）。

【来源】本品为菊科植物艾*Artemisia argyi* Lévl. et Vant. 的叶。

【采集加工】夏季花未开时采摘，除去杂质，鲜用或晒干。

【性味与归经】味辛、苦，性温；有小毒。归肝、脾、肾经。

【功效与主治】壮医　祛寒毒，除湿毒，调龙路。用于渗裂（血证）、兵淋嘞（崩漏）、京尹（痛经）、卟很裆（不孕症）。

中医　散寒止痛，温经止血。用于小腹冷痛、经寒不调、宫冷不孕、崩漏经多、妊娠下血等；外用治皮肤瘙痒。醋艾炭温经止血，用于虚寒性出血。

【用法用量】煎服，3～9 g（鲜品加倍）。外用适量，灸治或熏洗。

【注意事项】孕妇忌服。

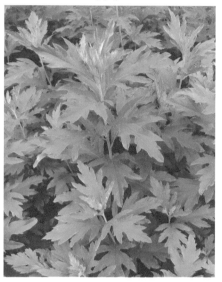
艾叶植株

【药膳方】

≫ 1.油煎艾叶粑粑

①材料：鲜艾叶350 g，糯米粉500 g，粘米粉（大米粉）150 g，白砂糖100 g，花生油、小苏打各适量，芝麻125 g，花生125 g，玉米叶或柚子叶若干片。

②做法：艾叶洗净后用清水浸泡24小时以去除苦味；焯水后置冷水中继续浸泡1小时；泡好的艾叶挤去水分后，切

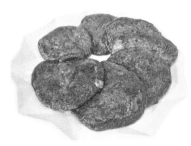
油煎艾叶粑粑

成碎末。将糯米粉、粘米粉与艾叶碎末放在大碗里，加水约100 mL、小苏打适量，揉成不黏手、略干的面团；花生和芝麻炒香，晾凉后装入厚塑料袋里，用擀面杖压成碎末，再加入白砂糖继续碾成略碎，装入小碗拌匀；取少许面团捏成扁圆形，放入少许花生芝麻馅，然后四边向中间捏紧，将接口处捏实，做成汤圆样的球状物。待蒸锅里水沸后，将制作好的艾粑放在玉米叶或柚子叶上，放入蒸锅里用武火蒸10分即可。食用前加适量花生油煎至两面金黄微脆即可。

③功用：本药膳方温经散寒、消肿止

带，适合于阳虚体质人群食疗保健。

2.艾梗老鸡汤

①材料：鲜艾梗150 g（晒干的艾梗可以减半），老母鸡1只（约1500 g），生姜10 g，食盐适量。

②做法：将老母鸡宰杀洗净，切成大块。生姜洗净（不去皮）拍扁。将老母鸡、艾梗、生姜一起放入瓦锅内，加入清水，用武火煮沸约5分钟后，转文火煮1.5～2小时，调入适量的食盐即可。

③功用：艾梗散寒止痛、温经止痛。本药膳方味清香略苦辛，对虚寒体质女性保健特别有益处。

白花菜

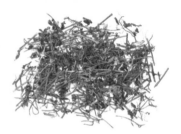

白花菜

【来源】本品为茄科植物少花龙葵 *Solanum photeinocarpum* Nakamura et Odashima的地上部分。

【采集加工】6～8月采收地上部分，鲜用或晒干。

【性味与归经】味微苦、甘，性寒。归肝、肺、肾经。

【功效与主治】祛风除湿，清热解毒。用于风湿痹痛、跌打损伤、淋浊白带、痔疮、痢疾、疟疾、蛇虫咬伤。

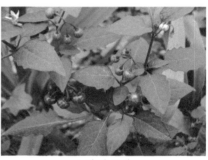

白花菜植株

【用法用量】煎服，9～15 g。外用适量，煎水洗或捣敷患处。

【注意事项】内服不宜过量。皮肤破溃者不可外用。

【药膳方】

上汤白花菜

①材料：白花菜400 g，猪瘦肉80 g，皮蛋1个，蒜头4小瓣，枸杞子10粒，胡萝卜片、生姜丝、食盐各适量。

②做法：热油锅，放入拍扁的蒜头、生姜丝、胡萝卜片爆香；加入切碎的皮蛋，翻炒几下加入4～5碗清水，以武火煮沸后转中火煮5分钟；再加入清洗干净的白花菜，全部浸入汤中；加入腌好的猪瘦肉，中火煮10分钟左右加入食盐调味，撒入枸杞子即可。

③功用：本药膳方清热解毒、利湿消肿，适用于痢疾、热淋、咽喉肿痛、口舌生疮等。

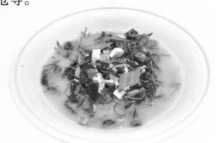

上汤白花菜

白茅根

【壮文名】Raghaz（壤哈）。

【来源】本品为禾本科植物白茅*Imperata cylindrica*（Linn.）Raeuschel var. *major*（Nees）C. E. Hubb.的根茎。

【采集加工】春、秋季采挖，洗净，晒干，除去须根和膜质叶鞘，捆成小把。

【性味与归经】味甘，性寒。归肺、胃、膀胱经。

【功效与主治】壮医　清热毒，通水道，止血。用于肉裂（血淋）、陆裂（咯血）、痧病、能蚌（黄疸）、笨浮（水肿）、肉扭（淋证）。

中医　凉血止血，清热生津，利尿通淋。用于胃火上冲、牙龈出血、胃出血、过敏性紫癜、血淋、小便涩痛、砂淋、急性肾炎、尿路感染、血尿、小便黄少。

【用法用量】煎服，干品10～30 g（鲜品30～125 g）。

【注意事项】孕妇忌服。

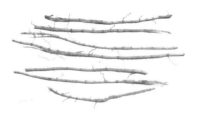

白茅根

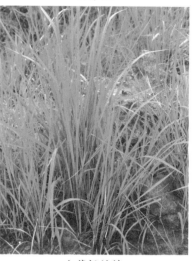

白茅根植株

【药膳方】

1.白茅根雪梨猪肺汤

①材料：鲜白茅根60 g，雪梨2个，猪肺1副，陈皮5 g，生姜3片，葱花、食盐各适量。

②做法：将猪肺洗净切块，放入沸水中煮5分钟，捞起冲洗干净；雪梨切块，去心和核；白茅根切段；陈皮用水泡软。生姜、陈皮、猪肺、雪梨、白茅根一起放入瓦锅内，用文火煲2小时。下食盐调味，出锅时加入葱花即可。

③功用：本药膳方清热润肺、化痰止咳、凉血、助消化，适用于秋季身体燥热、流鼻血、咳嗽、干咳无痰、痰中带血、痰稠黄浓、喉痛、声音嘶哑、唇舌干燥、便秘，以及肝炎、肝硬化、气管炎和肺炎。

2.茅根蔗汁

①材料：白茅根适量（鲜品为佳），竹蔗或果蔗适量。

②做法：把白茅根和竹蔗或果蔗鲜榨喝汁。

③功用：本药膳方味道甘甜，清热、生津止渴，适用于热病上火、心胸烦热、尿短尿黄等。

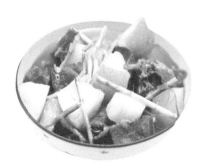

白茅根雪梨猪肺汤

龙眼肉

【壮文名】Nohmaknganx（诺芒俺）。

【来源】本品为无患子科植物龙眼*Dimocarpus longan* Lour.的假种皮。

【采集加工】夏、秋季采收成熟果实，干燥，除去壳、核，晒至干爽不黏。

【性味与归经】味甘，性温。归心、脾经。

【功效与主治】壮医　调龙路，补血虚，安神。用于心跳（心悸）、年闹诺（失眠）、勒内（血虚）、嘘内（气虚）。

中医　补益心脾，养血安神。用于气血不足、心悸怔忡、健忘失眠、血虚萎黄。

【用法用量】煎服，9～15 g。

【注意事项】温病初期患者和有上火发炎症状患者不宜食用。湿阻中满及胃有痰饮者忌用。

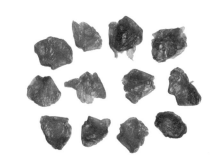

龙眼肉

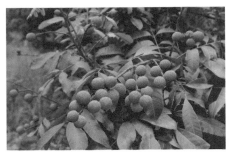

龙眼肉植株

【药膳方】

1.龙眼肉大枣粳米粥

①材料：龙眼肉15 g，大枣15 g，粳米100 g，白砂糖适量。

②做法：将粳米、龙眼肉和大枣洗净后入锅，加适量清水，以武火煮沸后改文火熬30分钟，米宜熟烂，加适量白砂糖即可食用。每日早、晚各热食用1次，不宜过量。

③功用：本药膳方味道甘甜，健脾养心、补血安神，适用于心血不足、心悸怔忡、健忘失眠、血虚萎黄、眩晕、心烦易躁。

2.龙眼肉养血茶

①材料：龙眼肉15 g，红糖适量。

②做法：龙眼肉与红糖一起放入沸水中浸泡30分钟后即可饮用。

③功用：本药膳方味道甘甜，益心脾、补气血、安神，适用于心脾两虚证，症见贫血、眩晕、月经不调、失眠、更年期综合征等。

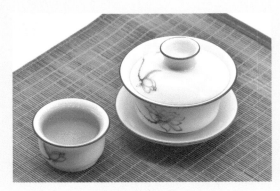

龙眼肉养血茶

四叶参

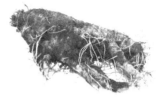

四叶参

【来源】为桔梗科植物羊乳 *Codonopsis lanceolata* （Sieb. et Zucc.）Trautv.的干燥根。

【采集加工】春、秋季采挖，除去须根，纵切晒干或蒸后切片晒干。

【性味与归经】味甘、辛，性平。归脾、肺经。

【功效与主治】益气养阴，解毒消肿。用于身体虚弱、四肢无力、头晕头痛、阴虚咳嗽、乳汁不足、肺脓疡、乳腺炎、痈疖疮疡、虫咬等。

【用法用量】煎服，15～60 g（鲜品45～120 g）。外用鲜品适量，捣敷患处。

【注意事项】外感初起且无汗者慎用。反藜芦。

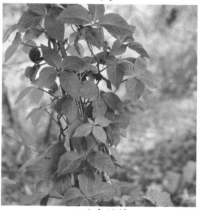

四叶参植株

【药膳方】

1.四叶乳鸽汤

①材料：乳鸽1只，四叶参15 g，陈皮10 g，葱花、生姜（干）、花生油、食盐各适量。

②做法：将四叶参洗净后切成薄片；乳鸽切成4～5块放到锅内加清水煮沸，捞起备用；生姜洗净后切丝，加入适量的盐搅拌均匀后腌制乳鸽30分钟。将适量的花生油倒入锅内，油烧热后放入腌制的乳鸽爆炒3～5秒，然后放入四叶参、陈皮翻炒5～10秒，加入适量清水，以武火煮沸后改文火煮30分钟，下盐调味。出锅时加入葱花即可。

③功用：鸽子肉壮体补肾、健脑补神，具有提高记忆力、降血压、养颜美容、延年益寿的功效；四叶参具有补中益气、健脾生津、补虚通乳、排脓解毒、强健体魄的功效。本药膳方味道甘甜，具有益气健脾、补肾、健脑补神、补虚通乳、补血等功效，适用于病后体虚、乳汁不足、产后抑郁等。

2.四叶参蒸肉丸

①材料：四叶参20 g，猪肉300 g，鸡蛋1个，葱末、生姜末、食盐、蚝油、玉米淀粉各适量。

②做法：将猪肉和四叶参洗净后切成碎末放入大碗中，加入鸡蛋清及适量的葱末、生姜末、蚝油、玉米淀粉、食盐搅拌均匀，用勺子将搅匀的馅料整成圆球状装入盘子中，满盘后放入蒸锅内蒸15分钟即可。

③功用：本药膳方味道爽滑可口，健脾补气、润肺止咳，适用于体虚乏力、脾虚泄泻、肺燥咳嗽、神经衰弱等。

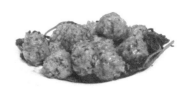

四叶参蒸肉丸

石　韦

【来源】本品为水龙骨科植物庐山石韦 *Pyrrosia sheareri*（Bak.）Ching、石韦 *Pyrrosia lingua*（Thunb.）Farwell 或有柄石韦 *Pyrrosia petiolosa*（Christ）Ching 的干燥叶。

【采集加工】全年均可采收，除去根茎及根，晒干或阴干。

【性味与归经】味甘、苦，性微寒。归肺、膀胱经。

【功效与主治】利尿通淋，清热止血。用于热淋、血淋、石淋、小便不通、淋沥涩痛、吐血、衄血、尿血、崩漏、肺热喘咳。

【用法用量】煎服，6～12 g。

【注意事项】孕妇忌服。

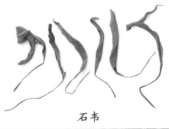
石韦

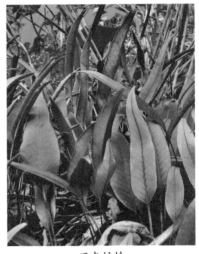
石韦植株

【药膳方】

⟫ 1.石车茶

①材料：石韦5 g，车前草3 g，绿茶3 g。

②做法：石韦、车前草、绿茶用250 mL沸水冲泡后饮用，可反复冲饮至味淡。

③功用：本药膳方清热利水，适用于心经蕴热传于小肠、小腹胀满、小便黄赤不畅。

⟫ 2.石韦大枣茶

①材料：石韦30 g，大枣12 g。

②做法：将石韦洗净，大枣掰开去核，一同放入锅中，加入适量清水，用武火煮沸后改文火煮20分钟。饮汤吃枣。

③功用：本药膳方利尿除热、降压降脂，适用于原发性高血压病伴肥胖、血脂偏高者。

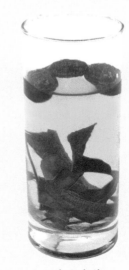
石韦大枣茶

石　斛

【壮文名】Davangzcauj（大黄草）。

【来源】本品为兰科植物金钗石斛
Dendrobium nobile Lindl.、鼓槌石斛*Dendrobium
chrysotoxum* Lindl.或流苏石斛*Dendrobium
fimbriatum* Hook.的栽培品种及其同属植物近似
种的新鲜或干燥茎。

【采集加工】全年均可采收，鲜用者除去
根和泥沙；干用者采收后，除去杂质，剪去部
分须根，或截切成段，用沸水略烫或烘软，再
边搓边烘晒，至叶鞘搓净，干燥。

【性味与归经】味甘，性微寒。归胃、肾经。

【功效与主治】壮医　调谷道，补阴虚，退
虚热。用于胴尹（胃痛）、鹿（呕吐）、久病虚热
不退。

中医　益胃生津，滋阴清热。用于热病津
伤、口干烦渴、胃阴不足、食少干呕、病后虚
热不退、阴虚火旺、骨蒸劳热、目暗不明、筋
骨痿软。

【用法用量】煎服，干品6～12 g（鲜品
15～30 g）。

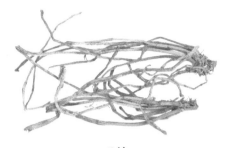

石斛

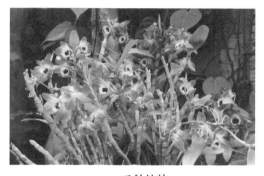

石斛植株

【药膳方】

≫≫　1.石斛老鸭汤

①材料：石斛10 g，老鸭1只，虫草5
条，猪瘦肉50 g，生姜片、葱段、料酒、
食盐、鸡精各适量。

②做法：将老鸭宰杀洗净；石斛、虫
草洗净备用。将老鸭放入瓦煲内，加入石
斛、虫草、生姜片、葱段、料酒和适量清
水，以武火煮沸后改文火煲2小时，加食
盐、鸡精调味即可。

③功效：本药膳方生津止咳、益气解
暑，适用于夏天或上火时食用。

≫≫　2.石斛乌鸡汤

①材料：石斛15 g，乌鸡1只，西洋参
30 g，山楂15 g，生姜片、葱段、料酒、
食盐、鸡精各适量。

②做法：将乌鸡宰杀洗净，斩块；石
斛、西洋参、山楂洗净备用。锅内水沸后
放入乌鸡块煮5分钟后捞出，用清水洗净放
入瓦煲内，再加入铁皮石斛、西洋参、山
楂、生姜片、葱段、料酒和适量清水，以
武火煮沸后改文火煲2小时，加食盐、鸡精
调味即可。

③功用：本药膳方补中益气、生津，有助于恢复体力、抗疲劳，适用于脾虚食少便溏、四肢无力、心悸、气短、口干、自汗、脱肛、阴挺等症及慢性消耗疾病恢复期者。

3.石斛花百香果蜜

①材料：石斛花3朵，百香果1个，蜂蜜适量。

②做法：用沸水冲泡石斛花，加入百香果汁及果肉、蜂蜜调饮。

③功用：石斛花清热解郁，百香果润肺和血，配伍蜂蜜气阴双补。本药膳方口感醇厚、色泽靓丽，理气解郁、养阴益血、抗衰老、抗氧化。适用于肿瘤、胃肠道疾病、老年性退行性白内障等。

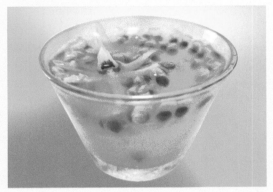

石斛花百香果蜜

石崖茶

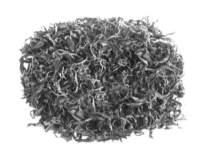

石崖茶

【壮文名】Cazmbawrongh（茶盟熔）。

【来源】本品为山茶科植物亮叶杨桐*Adinandra nitida* Merr. ex H. L. Li的干燥叶。

【采集加工】夏、秋季采收，干燥。

【性味与归经】味甘、微苦，性凉。归肝、胆、胃经。

【功效与主治】壮医　清热毒，除湿毒，调龙路。用于货咽妈（咽痛）、肝炎、阿意咪（痢疾）、血压嗓（高血压）、高脂血症。

中医　清热解毒，护肝明目，健胃消食。用于目赤肿痛、目暗干涩、视物昏花、风热头痛、痈疮肿毒、黄疸、纳呆食少等。

【用法用量】开水冲泡，10～30 g。

【注意事项】孕妇忌服，年老体虚、体质偏寒者不宜多饮。

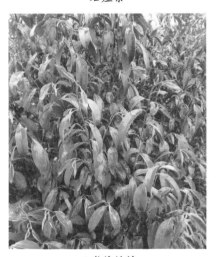

石崖茶植株

【药膳方】

1.石崖茶菊花饮

①材料：石崖茶10 g，菊花10 g，蜂蜜25 g。

②做法：石崖茶、菊花加400 mL沸水冲泡，10分钟后兑入蜂蜜搅匀服用。早晚分服，每日1剂。

③功用：本药膳方清肝泻火、养阴明目、降压通便，适用于高血压、高脂血症及前列腺增生兼或习惯性便秘者。

2.石崖茶

①材料：石崖茶5 g。

②做法：石崖茶代茶饮。

③功用：本药膳方清热解毒、护肝明目、健胃消食，适用于目赤肿痛、目暗干涩、视物昏花、风热头痛、纳呆食少等。

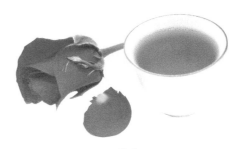

石崖茶

仙鹤草

【壮文名】Nyacaijmaj（牙猜骂）。

【来源】本品为蔷薇科植物龙芽草*Agrimonia pilosa* Ledeb. 的干燥地上部分。

【采集加工】夏、秋季茎叶茂盛时采收，除去杂质，干燥。

【性味与归经】味苦、涩，性平。归心、肝经。

【功效与主治】壮医　调龙路，止血，止痢，杀虫。用于渗裂（血证）、蛊病（肝硬化腹水）、白冻（泄泻）、阿意咪（痢疾）、瘴病、隆白呆（带下病）、渗裆相（烧烫伤）、呗（无名肿毒）、呗农（痈疮）。

中医　收敛止血，截疟，止痢，解毒，补虚。用于咯血、吐血、崩漏下血、疟疾、血痢、痈肿疮毒、阴痒带下、脱力劳伤。

【用法用量】煎服，6～12 g。外用适量，捣敷患处。

【注意事项】孕妇禁服。

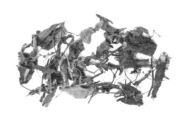

仙鹤草

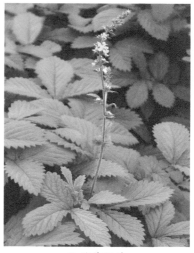

仙鹤草植株

【药膳方】

▶▶ 1.仙鹤草薏仁粥

①材料：仙鹤草10 g，薏苡仁30 g，大枣25 g，白砂糖30 g或食盐少许。

②做法：将薏苡仁以温水浸泡半日，用纱布将仙鹤草包好，大枣去核浸泡；将薏苡仁、仙鹤草、大枣一同放入锅中，加水煮成稀粥，最后撒入白砂糖或少许食盐调味即可。

③功用：薏苡仁健脾利湿、消热；仙鹤草解毒消肿、收敛止血；大枣和中扶正。本药膳方和中、健脾、祛湿，适用于体虚慢性腹泻，并能增强机体免疫功能，适合肿瘤患者在化疗过程中食用。

▶▶ 2.仙鹤草茶

①材料：仙鹤草30 g，大枣30 g。

②做法：将上述药材或单味仙鹤草装入纱布袋内放入煎茶壶，加入500 mL清水，用文火煮沸15～20分钟即可。

③功用：本药膳方适用于崩漏及月经过多者。

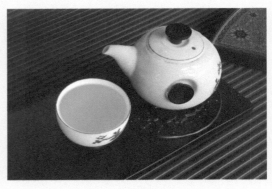

仙鹤草茶

仙人掌

【壮文名】Gohaizdaej（楇海低）。

【来源】本品为仙人掌科植物仙人掌*Opuntia dillenii*（Ker Gawl.）Haw. 的干燥地上部分。

【采集加工】全年均可采收，用刀削除小瘤体上的利刺和刺毛，除去杂质，晒干。

【性味与归经】味苦，性寒。归胃经。

【功效与主治】壮医　清热毒，除湿毒，调气道，通龙路，止血。用于货咽妈（咽痛）、埃病（咳嗽）、渗裂（血证）、心跳（心悸）、年闹诺（失眠）、航靠谋（腮腺炎）、胴尹（胃痛）、能啥能累（湿疹）、阿意咪（痢疾）、钵农（肺痈）、呗嘻（乳腺炎）、呗农（痈疮）、仲嘿喯尹（痔疮）、痂（癣）、额哈（毒蛇咬伤）、渗裆相（烧烫伤）、唉唠北（冻伤）。

中医　行气活血，清热解毒。用于心胃气痛、痞块、痢疾、肝炎、胃痛、结膜炎、痔血、咳嗽、喉痛、肺痈、乳痈、疔疮、烧烫伤、蛇咬伤。

【用法用量】煎服，10～20 g。外用适量，研末调敷患处。

【注意事项】孕妇慎服。仙人掌汁入目可致失明。

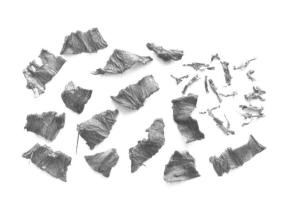

仙人掌

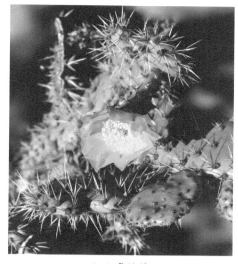

仙人掌植株

【药膳方】

≫ 1.仙人掌花代泡茶

①材料：仙人掌花5～10 g（鲜品或干品均可），冰糖适量。

②做法：将仙人掌花放入锅中，加入200 mL清水，用文火煮沸10～15分钟，加少许冰糖调匀即可。

③功用：仙人掌花性寒、味苦，具有清热解毒的功效，可用于喉痛（如咽炎）、疔疮、烧烫伤、郁热咳嗽等。现代研究表明，仙人掌花含有丰富的抗氧化剂、核黄素、维生素B_1等，能够促进皮肤细胞再生和修复，具有美容养颜的功效。茶中加入少许冰糖以和中焦，以免苦寒伤脾胃。

≫ 2.仙人掌炒虾仁

①材料：仙人掌30 g，虾仁50 g，红柿子椒15 g，鸡蛋、鸡精、料酒、白砂糖、食盐、生姜末、淀粉各适量。

②做法：将仙人掌、红柿子椒洗净切丁；虾仁洗净取出虾线，用水淀粉、蛋清、白砂糖、料酒上浆。坐锅点火，待油烧至四五成热时，放入虾仁划散取出。锅内留油，煸炒生姜末、红柿子椒丁，倒入仙人掌丁、虾仁、鸡精、食盐炒匀即可。

③功用：仙人掌含有丰富的蛋白质、矿物质、维生素、氨基酸、胡萝卜素及锌、铁、锶、钙、钾、磷等多种营养元素，清热解毒、行气活血、舒筋活络，具有抗衰老、增强免疫力等功效。本药膳方适用于心血管疾病、胃溃疡、动脉硬化、糖尿病、高脂血症等患者的辅助膳食。

≫ 3. 仙人掌饮

①材料：鲜仙人掌60 g，白砂糖适量。

②做法：鲜仙人掌去刺捣烂取汁，以温开水冲溶过滤，加入适量白砂糖即可。

③功用：本药膳方清热安神，适用于热扰心神、心悸、失眠、易口疮者。

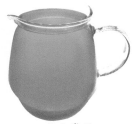

仙人掌饮

玉米须

【来源】本品为禾本科植物玉蜀黍*Zea mays* L.的花柱和柱头。

【采集加工】夏、秋季果实成熟时采收花柱和柱头，除去杂质，鲜用或晒干。

【性味与归经】味甘、淡，性平。归肝、胆、肾、膀胱经。

【功效与主治】利尿，消肿，降血压。用于肾炎水肿、小便不利、湿热黄疸、高血压症等。

【用法用量】煎服，5～30 g。

【注意事项】低血糖及低血压人群慎用。

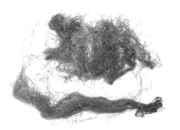

玉米须

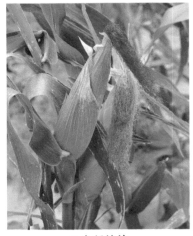

玉米须植株

【药膳方】

》》1.玉米须粥

①材料：玉米须30 g，葱白1根，粳米50～100 g。

②做法：将玉米须、葱白洗净煮汁去渣，然后加粳米煮粥。每日食用2次或3次，5～7日为1个疗程。

③功用：本药膳方清热利尿，适用于小便不通、水肿等病症。

》》2.玉菊茶

①材料：鲜玉米须30 g（干品10 g），菊花2 g。

②做法：将玉米须、菊花洗净放入锅中，加入400 mL清水，以武火煮沸后改文火煮5分钟，关火晾凉。每日服1次或2次，饭前空腹饮用。

③功用：本药膳方利尿消肿、降血糖、降血压，适用于糖尿病、高血压患者的辅助食疗。

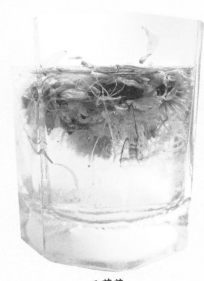

玉菊茶

冰糖草

【壮文名】Gamcaujdoz（甘草拓）。

【来源】本品为玄参科植物野甘草*Scoparia dulcis* Linn.的全草。

【采集加工】全年均可采收，洗净鲜用或切段晒干。

【性味与归经】味甘，性凉。归肺、脾、肾经。

【功效与主治】壮医 清热毒，除湿毒，通气道、水道。用于痧病、埃病（咳嗽）、货咽妈（咽痛）、白冻（泄泻）、笨浮（水肿）、能啥能累（湿疹）、呗农（痈疮）、丹毒。

中医 疏风清热，祛湿止痒。用于感冒发热、肺热咳嗽、咽喉肿痛、肠炎、细菌性痢疾、小便不利、脚气水肿、湿疹、痱子。

【用法用量】煎服，15～50 g（鲜品60～90 g）。外用适量，捣烂取汁外搽患处。

【注意事项】孕妇忌服。

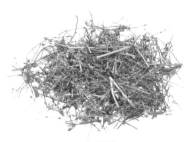

冰糖草

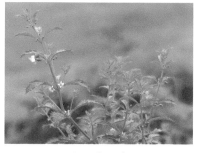

冰糖草植株

【药膳方】

1.冰糖草银肺汤

①材料：鲜冰糖草25 g，鲜银耳25 g，猪肺250 g，葱段、生姜片、食盐各适量。

②做法：将猪肺洗净，切块，焯水后放入锅内，加入冰糖草、银耳、生姜片和适量清水，以武火煮沸后改文火煮1.0～1.5小时。汤成去渣，下食盐调味，出锅时加入葱段即可。

③功用：冰糖草清热解毒，银耳止咳润肺，二者合用清热止咳，适用于嗜烟酒及接触粉尘多的人群，亦可用于慢性咽炎的日常调理。

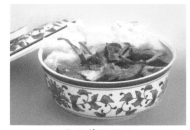

冰糖草银肺汤

2.冰糖草雪梨

①材料：冰糖草（干品）5 g，冰糖10 g，雪梨4个，枸杞子3 g，大枣2枚，生姜2片。

②做法：将雪梨洗净去皮，顶部1/4切掉做盖子，然后用勺子或小刀去核，依次把冰糖、冰糖草、枸杞子放在梨盅内，然后盖上盖子并用牙签固定。把处理好的梨盅放入砂锅中，加入凉水至梨的1/2处，把大枣、生姜片和适量冰糖放在梨盅的周围，用文火慢慢炖2小时左右，直至把梨炖软即可。

③功用：冰糖草清热解毒、生津止渴，雪梨、冰糖具有清润的功效，辅以枸杞子、大枣补益调味，故本药膳方清热利湿、养肺、安神益脾，适用于肺热体质者。

丢了棒

【壮文名】Maexgyaeuqvaiz（美巧杯）。

【来源】本品为大戟科植物白桐树*Claoxylon indicum*（Reinw. ex Bl.）Hassk. 的干燥根、叶。

【采集加工】全年均可采收，除去杂质，洗净，干燥。

【性味与归经】味辛、微苦，性平。归脾、肾经。

【功效与主治】壮医　祛风毒，除湿毒，散瘀肿，调龙路，通水道，调谷道。用于发旺（风湿骨痛）、核尹（腰痛）、扭像（扭挫伤）、笨浮（水肿）、白冻（泄泻）。

中医　祛风除湿，消肿止痛。根用于风湿性关节炎、腰腿痛、跌打肿痛、脚气水肿；叶外用治疗烧烫伤及外伤出血。

【用法用量】煎服，15～30 g。外用适量，煎水洗、湿敷或研粉撒于患处或鲜叶捣敷患处。

【注意事项】孕妇忌服。

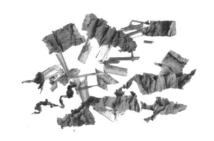

丢了棒

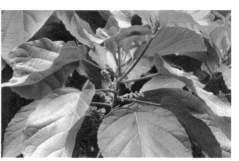

丢了棒植株

【药膳方】

1.丢了棒鸡爪汤

①材料：丢了棒50 g，千斤拔50 g，枫荷寄生50 g，鸡爪5对。

②做法：将丢了棒、千斤拔、枫荷寄生、鸡爪洗净，一同放入砂锅内，加入清水4碗，以武火煮沸后改文火慢熬，煎至约1碗水即可。

③功用：本药膳方祛风除湿、舒筋活络、强腰足，适用于四肢软痛、腰痛、关节疼痛。

2.丢了棒酒

①材料：丢了棒皮2份，鹅不食草2份，山大颜1份，麻骨风1份，十八症1份，宽筋藤1份，水泽兰1份，枫香寄生1份，胡

荽1份，钩藤1份，鸡血藤1份，短瓣石竹1份，毛老虎1份，50度左右白酒适量。

②做法：将上药材洗净，放入白酒坛内，加入白酒没过药面，密封浸泡3个月以上。每天服2次或3次，每次15～30 mL。

③功用：本药膳方舒筋通络、活血止痛，适用于各种跌打损伤、骨折、扭伤、关节僵硬、风湿性关节炎、坐骨神经痛等。

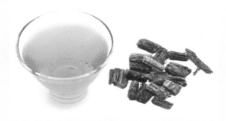

丢了棒酒

灯心草

【壮文名】Mwnhdwnghcauj（扪灯草）。

【来源】本品为灯心草科植物灯心草*Juncus effuses* Linn. 的干燥茎髓。

【采集加工】夏末至秋季割取茎，晒干，取出茎髓，理直，扎成小把。

【性味与归经】味甘、淡，性微寒。归心、肺、小肠经。

【功效与主治】壮医　清热毒，利水道。用于年闹诺（失眠）、肉卡（癃闭）、肉扭（淋证）、呗叮（疔疮）。

中医　利尿通淋，清心除烦。用于热淋、心烦失眠、小儿夜啼、口舌生疮、咽痛、喉痹等。

【用法用量】煎服，2～5 g。

【注意事项】虚寒者慎服。中寒小便不禁者及气虚小便不禁者忌服。

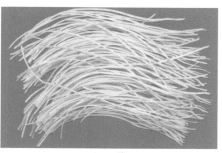

灯心草

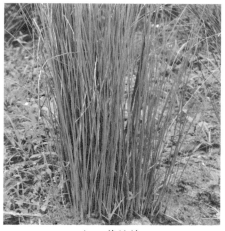

灯心草植株

【药膳方】

1.清热除斑汤

①材料：灯心草3 g，莲子10 g，大枣8枚，生姜4片，淡竹叶6 g，猪瘦肉150 g，鲫鱼100 g，花生油、食盐各适量。

②做法：先将灯心草、莲子、大枣、生姜、淡竹叶洗净，置于砂锅中加清水用武火煮30分钟，放入猪瘦肉、鲫鱼（均切片）以武火煮沸后改文火煮40分钟，加花生油、食盐调味即可。

③功用：本药膳方味道甘甜鲜美，灯心草、淡竹叶、莲子能清心除烦、养心安神。常饮此汤可清热和胃、增白除斑，适用于心烦失眠及长黄褐斑、老年斑者。

2.灯心草苦瓜豆腐汤

①材料：灯心草20 g，苦瓜（去瓤、核）200 g，豆腐100 g，枸杞子6 g，食用油、食盐各适量。

②做法：苦瓜洗净后切块。将灯心草、苦瓜、豆腐、枸杞子一起放入砂锅内，用适量清水煎煮，煮沸后加入食用油、食盐调味即可。

③功用：本药膳方清心降火，适用于夏季风热上攻所引起的目赤肿痛、眼眵增多、口干心烦、小便黄赤等，对皮肤热痱、湿疹也有效。

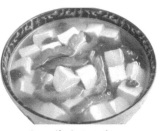

灯心草苦瓜豆腐汤

红　蓝

【来源】本品为爵床科植物红蓝 *Peristrophe roxburghiana*（Schult.）Brem 的全草。

【采集加工】全年均可采收，洗净，鲜用或晒干。

【性味与归经】味甘、淡，性凉。归肺经。

【功效与主治】清热止咳，散瘀止血。用于肺结核咳血、肺炎、糖尿病；外用治跌打损伤肿痛。

【用法用量】煎汤，15～30 g。外用适量，鲜品捣敷患处。

【注意事项】孕妇慎用。

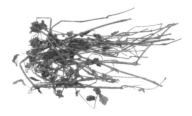

红蓝

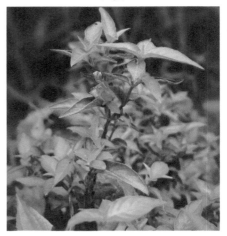

红蓝植株

【药膳方】

≫ 五色糯米饭

①材料：红蓝（红饭叶）1把，红蓝（紫饭叶）1把，枫叶1把，白糯米2500 g，黄姜8块，食用油少许。

②做法：

枫叶用来做黑色糯米饭。将枫叶捣碎，稍微晾晒风干。用清水浸泡24小时。将枫叶染液的渣子捞出，挤干水。将干净无油的铁锅烧热，倒入枫叶染液。接着再倒出染液，重新将锅烧热，继续倒入染液，如此反复几次。待锅中的染液温度降至50 ℃左右，放入500 g干燥的白糯米，浸泡10小时。

红饭叶用来做红色糯米饭。将红蓝（红饭叶）切段，放入干净无油的铁锅中，加水煮出颜色。将红蓝（红饭叶）捞出，留红饭叶染液。待染液温度降至50 ℃左右，放入500 g干燥的白糯米，浸泡10小时。

红蓝（紫饭叶）用来做紫色糯米饭。将红蓝（紫饭叶）切段，放入干净无油的铁锅中，加水煮出颜色。将红蓝（紫饭叶）捞出，留紫饭叶染液。待染液温度降至50 ℃左右，放入500 g干燥的白糯米，浸泡10小时。

黄姜用来做黄色糯米饭。将黄姜拍碎，放入干净无油的锅里，加水煮出颜色。过滤出黄姜，留黄姜染液。待染液温度降至50 ℃左右，放入500 g干燥的白糯米，浸泡10小时。

白糯米500 g用冷水浸泡10小时。

浸泡好糯米后，分别将糯米沥干，风

干15分钟左右。上蒸锅前，拌入少许食用油。将纱布打湿拧干水分，铺在蒸笼上，放入上述5种颜色的糯米摆出五色造型。蒸锅上汽后，再蒸1小时左右。

③功用：五色糯米饭具有清热凉血等功效，是壮族地区的传统风味小吃。因糯米饭呈黑、红、黄、白、紫5种颜色而得名，又称"乌饭"。每年农历三月初三或清明时节，广西壮族人民普遍制作五色糯米饭。

壮家人十分喜爱五色糯米饭，把它看作吉祥如意、五谷丰登的象征。

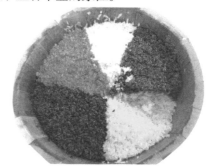

五色糯米饭

芒果叶

【壮文名】Mbawmangzgoj（伯莽过）。

【来源】本品为漆树科植物芒果*Mangifera indica* L. 的叶子。

【采集加工】全年均可采收，鲜用或晒干。

【性味与归经】味酸、甘，性凉。归肺、脾、胃经。

【功效与主治】**壮医** 通气道、谷道，止咳化痰。用于埃病（咳嗽）、唪疳（小儿疳积）、啊肉甜（糖尿病）。

中医 行气疏滞，化积消食。用于热滞腹痛、气胀、小儿疳积、消渴。

【用法用量】煎服，15～30 g。外用适量，煎水洗患处或捣敷患处。

【注意事项】孕妇忌用。

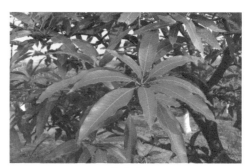

芒果叶

【药膳方】

➤➤ 芒冰茶

①材料：鲜芒果叶5～6片，冰糖适量。

②做法：鲜芒果叶洗净，刷去背部茸毛，剪碎，放入锅中，再加入800 mL左右的清水，以武火煮沸后改文火并加入适量冰糖，再煮20分钟后焖5分钟即可，代茶饮。

③功用：本药膳方味道甘甜，芒果叶行气疏滞、化积消食；冰糖味甘、性平，入肺、脾经，有生津润肺、清热解毒、止咳化痰、利咽降浊的功效。本药膳方不仅有明显的止咳作用，还具有调节脾胃、生津解渴等功效，适用于腹胀、咳嗽、口干、消化不良等。

芒冰茶

肉　桂

【壮文名】Naengigveq（能桂）。

【来源】本品为樟科植物肉桂*Cinnamomum cassia* Presl的干燥树皮。

【采集加工】多于秋季剥取，阴干。

【性味与归经】味辛、甘，性大热。归肾、脾、心、肝经。

【功效与主治】壮医　通调龙路、火路，祛寒毒，行气止痛，补火助阳。用于头痛、核尹（腰痛）、胴尹（胃痛）、胸痛、胁痛、墨病（哮喘）、阳虚头晕、阳痿遗精、月经不调、阴疮。

中医　补火助阳，引火归原，散寒止痛，活血通经。用于阳痿、宫冷、腰膝冷痛、肾虚作喘、阳虚眩晕、目赤咽痛、心腹冷痛、虚寒吐泻、寒疝、奔豚、经闭、痛经。

【用法用量】煎服，1～5 g。

【注意事项】有出血倾向者及孕妇慎用。不宜与赤石脂同用。

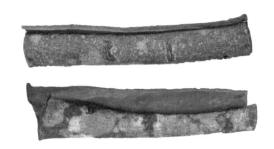

肉桂

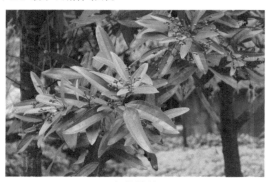

肉桂植株

【药膳方】

▷▷ 1.桂浆粥

①材料：肉桂2 g，粳米100 g。

②做法：将肉桂煎取浓汁去渣。粳米加水适量煮沸后，粥成后调入肉桂汁稍煮。或用肉桂粉调入粥内同煮。

③功用：本药膳方温中补阳、散寒止痛，适用于虚寒性痛经以及脾阳不振见脘腹冷痛、饮食减少、消化不良、大便稀薄等。

▷▷ 2.肉桂大枣红糖茶

①材料：肉桂5 g，大枣15 g，红糖适量。

②做法：先将肉桂洗净，用文火烘一下，使其味道更加浓郁。再将其放入锅中，倒入适量的沸水，加入红糖、大枣，以武火煮沸后转文火煮20～30分钟即得。

③功用：本药膳方补虚益气、养血安

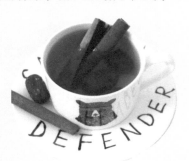

肉桂大枣红糖茶

神、健脾和胃，有助于改善肾阳亏虚引起的神疲乏力、畏寒怕冷、四肢不温、腰膝酸痛等症。肉桂煎煮时间不宜过长，避免其有效成分挥发，影响功效。

3.肉桂煮蛋

①材料：肉桂5 g，当归6 g，鸡蛋2个，生姜5 g，大枣5枚。

②做法：当归、肉桂、鸡蛋洗净；大枣洗净，去核；生姜洗净，切片。砂锅置文火上，注入适量清水，将当归、肉桂、生姜、大枣一起放入锅内，煎煮30分钟左右至汤汁剩原来的一半，加入鸡蛋，煮至鸡蛋熟即可。

③功用：本药膳方补血活血、温阳通络，适用于气滞血瘀引起的痛经。

羊　血

【来源】本品为牛科山羊属动物山羊*Capra hircus* Linnaeus或绵羊属动物绵羊*Ovis aries* Linnaeus的血。

【采集加工】随时可采集，鲜用。

【性味与归经】味咸，性平。归脾经。

【功效与主治】补血止血，活血化瘀。用于各种内出血、外伤出血、妇女血虚中风、产后血瘀、胎衣不下，可解误食野菜中毒。

【用法用量】鲜血，热饮或煮食，30～50 g；干血，焠冲，每次6～9 g，每日15～30 g。

【注意事项】高脂血症及处于上消化道出血阶段者禁用。

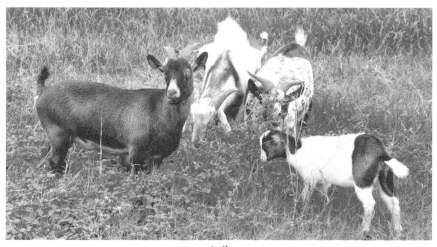

山羊

【药膳方】

1.炒羊血

①材料：羊血500 g，韭菜10根，干辣椒1个，花椒、葱花、食盐、生抽各适量。

②做法：羊血洗净切成块，热油中加花椒、葱花、干辣椒煸炒，放入羊血翻炒，再加生抽和适量的水，出锅前加入韭菜、食盐翻炒均匀即可。

③功用：羊血补血止血、活血化瘀，配以韭菜的补肾助阳、理气行血作用，适用于轻、中度贫血和慢性失血人群及各种原因导致的血虚、血瘀证。

2.辣子蒜羊血

①材料：羊血500 g，大蒜、辣椒面、食盐、醋、生抽、食用油各适量。

②做法：羊血洗净切块，大蒜洗净剁成蒜末。锅中加水煮沸，倒入羊血块，开锅稍煮一下后捞出。炒锅中放入食用油，烧至八成热待用。在捞出的羊血块中加入食盐、生抽、醋等，把辣椒面撒在羊血块的最上面，再把热油泼在辣椒面上，最后放蒜末，搅拌均匀即可。

③功用：本药膳方中的羊血具有补血的功效，适用于轻、中度贫血及慢性失血人群。

3.羊血豆腐

①材料：羊血300 g，豆腐300 g，大蒜、生姜片、生抽、花椒面、食用油、食盐各适量。

②做法：羊血、豆腐均洗净切块，锅内加水适量煮沸，羊血、豆腐放入锅内稍煮捞出备用。炒锅中放入食用油，烧至八成热，把捞出的羊血、豆腐放入略煎，加入适量的沸水、花椒面、大蒜、生姜片、食盐、生抽等煮10分钟即成。

③功用：羊血具有补血的功效，配伍豆腐健中补虚。本药膳方适用于轻、中度贫血和慢性失血人群及气血两虚人群的日常调养。

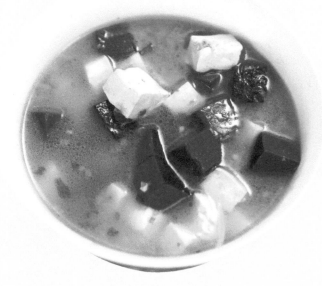

羊血豆腐

华风车子

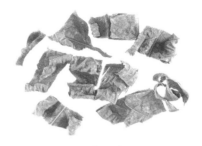

华风车子

【来源】本品为使君子科植物风车子*Combretum alfredii* Hance的根或叶。

【采集加工】春、夏季采收，洗净鲜用或切片阴干备用。

【性味与归经】味甘、淡、微苦，性平。归胃、小肠经。

【功效与主治】驱虫健胃，解毒。用于蛔虫病、鞭虫病、烧烫伤。

【用法用量】煎服，9～18 g。外用适量，研末调敷患处，或鲜品捣汁涂患处。

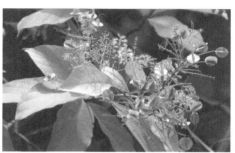

华风车子植株

【药膳方】

1.华风车子粑粑

①材料：华风车子嫩叶500 g，糯米粉500 g，白砂糖200 g，花生100 g，黑芝麻100 g，茶油、柚子叶各适量。

②做法：将华风车子嫩叶洗净，沸水焯至软，放入搅碎机中，加适量水，反复搅碎，越细碎越好；再将华风车子嫩叶汁分次倒入糯米粉中，搅拌均匀至糯米粉团软硬适中即可。把花生与黑芝麻放入铁锅中炒香研碎拌匀，然后把糯米粉团分别搓成一小团圆状，每个糯米团放入适量花生、白砂糖和芝麻做馅心。抹少许茶油于柚子叶上，把糯米团放在柚子叶上置于蒸锅内蒸30分钟即可。

③功用：本药膳方驱虫、健脾消食，适用于小儿疳积、食欲不振者及普通人群食疗。

2.华风车子乌鸡汤

①材料：华风车子根茎100 g，五指毛桃50 g，乌鸡肉200 g，食盐适量。

②做法：将乌鸡肉洗净切块，华风车子根茎、五指毛桃洗净切段，一同放入砂锅中。加适量清水，以武火煮沸后改文火煲1小时，出锅后加入适量食盐调味即可。

③功用：本药膳方祛湿止带，适用于白带异常。

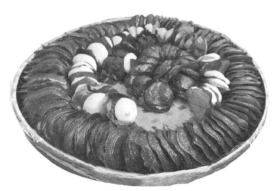

华风车子粑粑

杜　仲

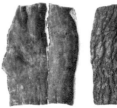

杜仲

【壮文名】Goducung（棵杜仲）。

【来源】本品为杜仲科植物杜仲 *Eucommia ulmoides* Oliv.的干燥树皮。

【采集加工】4～6月剥取，除去粗皮，堆置"发汗"至内皮呈紫褐色。

【性味与归经】味甘、微辛，性温。归肝、肾经。

【功效与主治】壮医　通龙路、火路，补肾，强筋骨，安胎。用于邦印（痛证）、丘哟（痿证）、勒内（血虚）、兵淋嘞（崩漏）、血压嗓（高血压）。

中医　补肝肾，强筋骨，安胎。用于肝肾不足、腰膝酸痛、筋骨无力、头晕目眩、妊娠漏血、胎动不安、高血压症。

【用法用量】煎服，6～15 g；浸酒或入丸、散剂。

【注意事项】阴虚火旺者慎用。

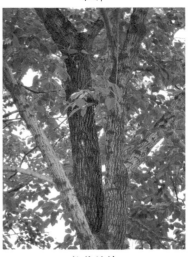

杜仲植株

【药膳方】

≫ 杜仲炒腰花

①材料：杜仲12 g，猪腰250 g，黄酒25 g，姜、葱、味精、生抽、大蒜、食盐、白砂糖、花椒、猪油、生粉各适量。

②做法：猪腰一剖分为两片，割去腰子臊筋膜，切成腰花；杜仲加适量清水熬成浓汁（约25 mL）；姜切片，葱切段。腰花放入碗内，加白砂糖、杜仲汁、

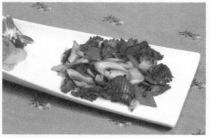

杜仲炒腰花

黄酒、生粉、食盐拌匀待用；然后用武火烧热锅，放入猪油，烧至八成热时放入花椒、腰花、葱、姜、大蒜，快速炒散，再加生抽、白砂糖、味精翻炒均匀即可。做菜食用，每周2次。

③功用：本药膳方味道甘美独特。猪腰味甘、咸，性平，具有壮腰补肾、利尿强身的功效，其含有丰富的蛋白质、脂类、碳水化合物和钙、磷、铁、钾、钠、镁、锌等微量元素，以及丰富的维生素A、维生素B等营养成分。再配合杜仲补肝肾、强筋骨，适用于肾虚腰痛、步履不坚、老年人耳聋及高血压等，可延年驻颜。

何首乌

【壮文名】Maenzgya（门甲）。

【来源】本品为蓼科植物何首乌*Polygonum multiflorum* Thunb.的干燥块根。

【采集加工】秋、冬季叶枯萎时采挖，削去两端，洗净（个大的切成块），干燥。

【性味与归经】味苦、甘、涩，性微温。归肝、心、肾经。

【功效与主治】壮医　通谷道，补血虚，除湿毒。用于勒内（血虚）、呗奴（瘰疬）、呗农（痈疮）、能啥能累（湿疹）、麦蛮（风疹）、阿意囊（便秘）、高脂血症、胴尹（胃痛）。

中医　解毒，消痈，截疟，润肠通便。用于瘰疬、痈疮、风疹瘙痒、久疟体虚、肠燥便秘、高脂血症。

【用法用量】煎服，3～6 g。内服宜用制何首乌。

【注意事项】阴虚火旺、湿热内蕴者慎用。

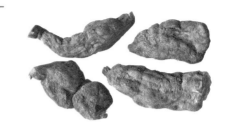

何首乌

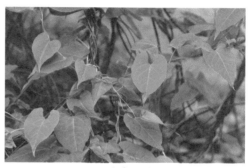

何首乌植株

【药膳方】

1.何首乌鸡

①材料：制何首乌、当归、熟地各12 g，枸杞子3 g，黄芪30 g，山药15 g，乌骨鸡1500 g，米酒1杯，黑豆1杯，食盐1小匙，老生姜5片。

②做法：前6味药材稍冲洗后，放入过滤袋装好，即为药材包。黑豆洗净备用。乌骨鸡洗净切块，放入沸水中煮5分钟，取出洗净。鸡块、药材包放入锅内，加入黑豆、米酒、食盐、老生姜及12杯水，以武火煮沸后改文火煮至熟烂（约半小时），去药材包即可。

③功用：本药膳方养血补气、健脾补肾，适用于气血虚弱、手脚冰冷、男子精虫数目稀少、不孕症。

2.何首乌炒肝片

①材料：制何首乌20 g，枸杞子50 g，猪肝100 g，木耳100 g，葱末、生姜末、食盐、味精各适量。

②做法：猪肝洗净切片。何首乌研末，

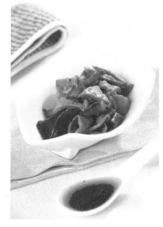

何首乌炒肝片

与枸杞子一同放入锅中，加水300 mL熬至约100 mL的浓汁。葱段、猪肝片浸泡2～4小时；木耳泡发洗净切片。锅置火上，放油烧热，加葱末、生姜末爆香，倒入木耳翻炒；加食盐、味精、少许何首乌浓汁炒匀，再放入猪肝片快速翻炒至熟即可。

③功用：本药膳方补肝肾，益精血，乌发明目。何首乌既能保肝，又可降脂、降血压；枸杞子乌发明目。两味药合用配伍猪肝补肝、养血、明目。

附：首乌藤

【来源】本品为蓼科植物何首乌 *Polygonum multiflorum* Thunb. 的干燥藤茎。

【药膳方】

乌藤番茄牛腩煲

①材料：首乌藤15 g，牛腩100 g，番茄2个，生姜片、料酒、葱末、食盐各适量。

②做法：首乌藤洗净加水煮30分钟，去渣取汁备用；牛腩洗净切成2厘米大小的块。锅内放冷水，将牛腩、生姜片、料酒一同纳入煮沸，去浮沫，捞出备用；番茄1个剥皮切大丁，1个切片；热油锅，葱、生姜爆锅出香味后加入番茄丁，用炒勺尽量压碎，加一点水，以文火炒出酸味。入牛腩略翻炒，加入首乌藤汁没过食材，以武火煮沸后转文火慢炖1小时，然后加入番茄片，再炖半小时至牛腩软烂为止。

③功用：本药膳方益精血、补肝肾、强筋壮骨、补虚损，适用于肝肾不足、腰膝乏力、虚烦不眠、多梦易惊等虚证。

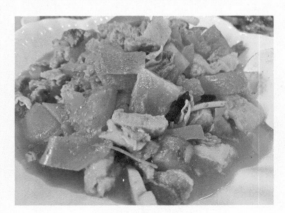

乌藤番茄牛腩煲

佛手

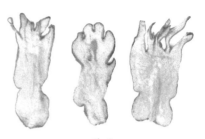

佛手

【壮文名】Makfuzsouj（芒佛手）。

【来源】本品为芸香科植物佛手*Citrus medica* L. var. *sarcodactylis* Swingle. 的干燥果实。

【采集加工】秋季果实尚未变黄或变黄时采收，纵切成薄片，晒干或低温干燥。

【性味与归经】味辛、苦、酸，性温。归肝、脾、胃、肺经。

【功效与主治】壮医　调气道，散寒毒，止痛。用于邦印（痛证）、埃病（咳嗽）、比耐来（咳痰）、鹿（呕吐）、东郎（食滞）。

中医　疏肝解郁，理气和中，燥湿化痰。用于肝胃气滞、胸胁胀痛、胃脘痞满、食少呕吐、咳嗽痰多。

【用法用量】煎服，3～10 g。

【注意事项】婴幼儿、孕妇慎用。

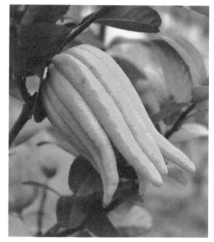

佛手植株

【药膳方】

≫ 1.佛手蜂蜜饮

①材料：佛手30 g，蜂蜜适量。

②做法：佛手加水煎煮20分钟，去渣取汁，加入蜂蜜即可。

③功用：本药膳方理气疏肝、化痰散结，适用于慢性肝炎、慢性胃肠炎等，亦可用于气郁体质人群的食疗保健。

≫ 2.佛手车前草猪肉汤

①材料：佛手10 g，鲜车前草50 g，猪瘦肉300 g，生姜3片，食盐适量。

②做法：将佛手、车前草洗净，车前草切段，猪瘦肉洗净切块。将猪瘦肉、佛手、车前草、生姜一起放入砂锅，加入适

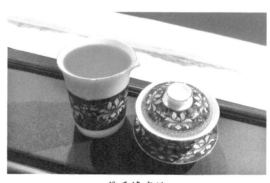

佛手蜂蜜饮

量清水，以武火煮沸后改文火熬煮1.0～1.5小时，调入食盐即可。

③功用：本药膳方理气祛湿，适用于胃脘胀闷、不思饮食、大便稀烂、白带过多。

扶芳藤

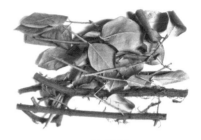

扶芳藤

【壮文名】Gaeundaux（勾咬）。

【来源】本品为卫矛科植物爬行卫矛*Euonymus fortunei*（Turoz.）Hand.-Mass.、冬青卫矛*Euonymus japonicus* L. 或无柄卫矛*Euonymus subsessilis Sprague*的干燥地上部分。

【采集加工】全年均可采收，去除杂质，切碎，干燥。

【性味与归经】味微苦，性微温。归肝、脾、肾经。

【功效与主治】壮医　益气血，补肝肾，舒筋活血，通龙路、火路。用于勒内（血虚）、嘘内（气虚）、核尹（腰痛）、发旺（风湿骨痛）、林得叮相（跌打损伤）、创伤出血、陆裂（咳血）、月经不调、兵淋嘞（崩漏）、落枕。

中医　益气血，补肝肾，舒筋活络。用于气血虚弱、腰肌劳损、风湿痹痛、跌打损伤、创伤出血。

【用法用量】煎服，6～12 g；或浸酒。外用适量，鲜品捣敷患处。

【注意事项】孕妇忌服。

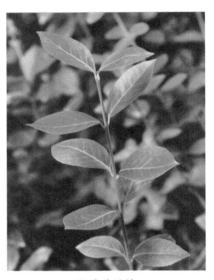

扶芳藤植株

【药膳方】

1.扶芳藤调经汤

①材料：扶芳藤10～15 g，益母草10～15 g，老鸭蛋1个，食盐适量。

②做法：将扶芳藤、益母草用水浸泡1～2小时后，取出放入砂锅内，加水700～1000 mL，以武火煮沸后改文火煮30分钟，去掉药渣，把老鸭蛋放入砂锅中，用文火煮20～30分钟。起锅前放入适量食盐调味，吃蛋喝汤，每周可服用2次或3次。

③功用：扶芳藤益气血、补肝肾，益

母草活血调经，两药配合则益气血，养血调经。《本草经集注》记载，鸭蛋滋阴清肺。全方合用加强益气养血、清热调经，适用于气血不足所致的月经不调、腹痛、痛经、眩晕、耳鸣。

2.扶马鸡汤

①材料：扶芳藤15 g，海马1条，乌鸡肉100 g，生姜3片，大枣6枚，食盐、黄酒各适量。

②做法：把乌鸡肉洗净切块，放入锅内焯水3分钟，捞出放入装有凉水的盘内

备用；扶芳藤、海马洗净，放在冷水中浸泡30～60分钟后捞出备用；生姜、大枣洗净切片备用。将扶芳藤、海马、鸡肉块、生姜、大枣一起放入砂锅内，注入适量清水，加食盐、黄酒调味，用武火煮沸后改文火煮2小时。食肉喝汤，每周1次或2次，佐餐食用。

②功用：乌鸡肉为滋补佳品，健脾益气，补精填髓，以补虚劳羸弱；扶芳藤益气血、补肝肾；海马滋补肝肾、益精明目。本药膳方美味独特，滋阴补肾、填精生髓，适用于脾肾两虚所致的月经不调、腰膝酸软、遗精滑泻、眩晕、咳嗽。

>>> 3. 扶芳藤酒

①材料：扶芳藤500 g，大枣200 g，冰糖50 g，白酒3000 mL。

②做法：扶芳藤洗净切细，与大枣一起放入密闭的器皿中，倒入白酒浸泡2个月后过滤去渣，再纳入冰糖浸泡3天即成。

③功用：本药膳方益气补血、疏经通络，适用于风湿骨痛、体弱多病者。

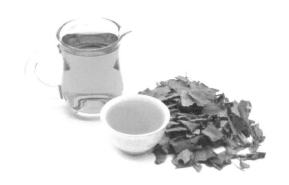

扶芳藤酒

芦　荟

【来源】本品为百合科植物库拉索芦荟*Aloe barbadensis* Miller.、好望角芦荟*Aloe ferox* Miller或其他同属近缘植物叶的汁液浓缩干燥物。前二者习称"老芦荟"，后者称"新芦荟"。

【采集加工】全年均可采收，割取芦荟的叶片，鲜用；或收集其流出的液汁，置锅内熬成稠膏，倾入容器，冷却凝固。常入丸剂用。

【性味与归经】味苦，性寒。归肝、胃、大肠经。

【功效与主治】泻火解毒，化瘀，杀虫。用于目赤、便秘、白浊、尿血、小儿惊痫、小儿疳积、烧烫伤、闭经、痔疮、疥疮、痈疖肿毒、跌打损伤。

【用法用量】1～2 g，制成丸剂或散剂，不宜入汤剂。外用适量，研末敷患处，或煎水洗患处。

【注意事项】孕妇禁用。月经期、妊娠期及腹痛、痔疮、便血、脾胃虚弱者以及丧失代偿力的心脏病患者和急性肾病患者忌用。

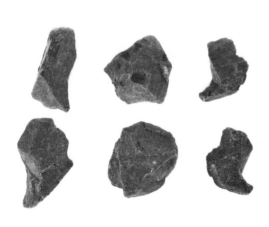

芦荟

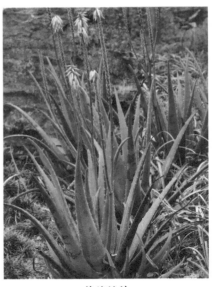

芦荟植株

【药膳方】

▶▶ 1.芦荟排骨汤

①材料：鲜芦荟叶3～4片，小排骨300 g，香菇10 g，食盐少许。

②做法：将芦荟叶洗净，用刀划数道痕，再用刀背拍碎，放入瓷炖锅内。小排骨去油脂，洗净，与香菇一起放入锅内，加少许食盐，再加适量清水，以武火煮沸后改文火约煮30分钟即可。

③功用：排骨滋阴健脾、补中益气、强筋壮骨；芦荟清热解毒、润肠通便。本药膳方味甘、微苦，清热凉肝、健脾润肠，适用于肝经湿热之口干、口苦、心烦易怒、便秘、筋骨疼痛。

▶▶ 2.冰镇芦荟

①材料：鲜芦荟叶3～4片，食盐适量。

②做法：芦荟叶洗净，去皮，置于淡盐水中浸泡备用。浸泡过的芦荟叶用清水洗净，放入沸水中煮5～6分钟，捞出晾凉，切条码盘，敷上保鲜膜置于冰箱中冷藏。食用时根据个人口味选择酱料。

③功用：本药膳方适用于肝火旺盛或热毒壅盛证。

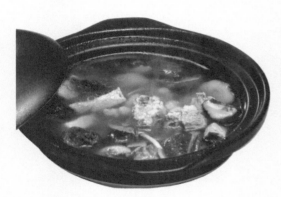

芦荟排骨汤

灵　芝

【壮文名】Yaetndangh（艳当）。

【来源】本品为多孔菌科真菌紫芝*Ganoderma sinense* Zhao，Xu et Zhang或多孔菌科真菌赤芝*Ganoderma lucidum*（Leyss.ex Fr.）Karst.的干燥子实体。

【采集加工】全年均可采收，除去杂质，剪除附有的朽木、泥沙或培养基质的下端菌柄，阴干或在40～50℃下烘干。

【性味与归经】味甘，性平。归心、肺、肝、肾经。

【功效与主治】壮医　调龙路，通气道、谷道，补气养血。用于年闹诺（失眠）、兰喯（眩晕）、血压嗓（高血压）、冠心病、慢性肝炎、墨病（哮喘）、埃病（咳嗽）、矽肺。

中医　补气安神，止咳平喘。用于心神不宁、失眠惊悸、肺虚咳喘、虚劳短气、不思饮食。

【用法用量】煎服或开水冲服，6～12 g。

【注意事项】禁超量服用、久服。过敏者慎用。发热恶寒、阴虚内热者忌服。

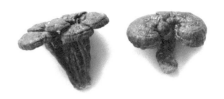

灵芝

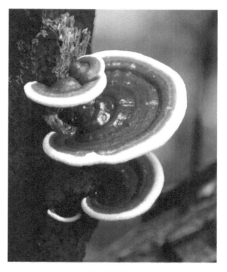

灵芝植株

【药膳方】

1.清蒸灵芝鹌鹑

①材料：灵芝3 g，鹌鹑2只。

②做法：鹌鹑去毛和内脏，洗净。将鹌鹑、灵芝放入炖盅内，加适量水。再将炖盅放入水锅内，隔水炖熟即可。

③功用：本药膳方补五脏、止咳嗽，适用于身体虚弱、脏腑功能减退、久咳不止等。

2.灵芝松茸糯米丸子

①材料：灵芝10 g，松茸2朵，肉馅250 g，糯米50 g，鸡蛋1个，葱末、生姜末、食盐、胡椒粉、鸡粉、水淀粉各适量。

②做法：灵芝打粉，松茸切碎，与肉馅一起纳入碗中，加入鸡蛋、水淀粉、胡椒粉、葱末、生姜末、鸡粉、食盐和少许清水，用力搅拌成厚糊状。糯米洗净，用沸水浸泡10分钟，沥干水待用。将肉馅逐一捏成肉丸，表面粘满糯米，放蒸锅内用武火蒸熟（约20分钟）即可。

③功用：本药膳方补脾益心、安神益智，适用于心脾两虚证见心神不宁、失眠、健忘等。

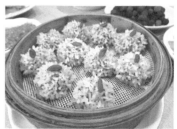

灵芝松茸糯米丸子

余甘子

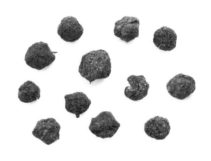

余甘子

【壮文名】Makyid（芒音）。

【来源】本品为大戟科植物余甘子*Phyllanthus emblica* L.的干燥成熟果实。

【采集加工】冬季至次春果实成熟时采收，除去杂质，干燥。

【性味与归经】味甘、酸、涩，性凉。 归肺、胃经。

【功效与主治】壮医　通火路，调气道、谷道，解毒生津，止咳化痰。用于贫痧（感冒）、口干烦渴、风火牙痛、兵霜火豪（白喉）、埃病（咳嗽）、胴尹（胃痛）、能蚌（黄疸）、火眼（急性结膜炎）。

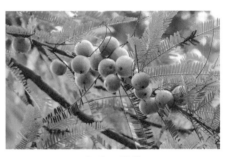

余甘子植株

中医　清热解毒，消食健胃，生津，止咳。用于咽喉肿痛、口干口渴、消化不良、腹胀、咳嗽。

【用法用量】多入丸散剂，3～9 g。

【注意事项】体质虚寒者、孕妇慎用。

【药膳方】

》》1.余甘子果饮

①材料：余甘子、食盐各适量。

②做法：余甘子洗净晾干，置于密闭的容器中，放入适量的食盐，用冷开水浸泡没过余甘子，10～15天即可饮用。

③功用：本药膳方清热利咽、生津止渴、消食健脾，适用于咽喉不适、口干、

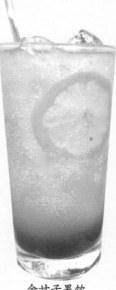

余甘子果饮

腹胀、消化不良等。

》》2.余甘子酒

①材料：余甘子1000 g，白酒5000 mL。

②做法：余甘果选取净果，用温水洗净晾干，加入50～60度白酒中密封2个月以上。

③功用：本药膳方利咽喉、生津液、止烦渴、解酒毒，适用于咽喉不适、口干烦渴、消化不良等。

鸡屎藤

【壮文名】Gaeudaekmaj（勾邓骂）。

【来源】本品为茜草科植物鸡矢藤*Paederia scandens*（Lour.）Merr.的地上部分。

【采集加工】夏、秋季采收，鲜用或阴干。

【性味与归经】味甘、涩，性平。归肝、胃经。

【功效与主治】壮医　通谷道，除湿毒，祛风毒，活血止痛。用于图爹病（肝脾肿大）、东郎（食滞）、胴尹（胃痛）、笨浮（水肿）、白冻（泄泻）、阿意咪（痢疾）、发旺（风湿骨痛）、林得叮相（跌打损伤）、呗奴（瘰疬）、呗农（痈疮）、耳鸣。

中医　祛风利湿，止痛解毒，消食化积，活血消肿。用于风湿筋骨痛、跌打损伤、外伤性疼痛、肝胆及胃肠绞痛、消化不良、小儿疳积、支气管炎；外用于皮炎、湿疹及疮疡肿毒。

【用法用量】煎服，10～15 g。外用适量，捣敷患处。

【注意事项】脾胃虚寒者、孕妇忌用。

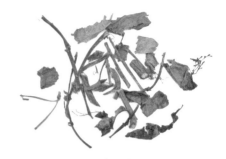

鸡屎藤

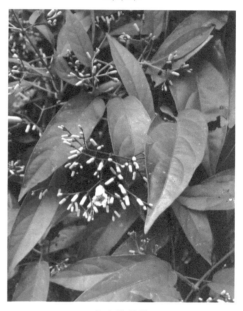

鸡屎藤植株

【药膳方】

鸡屎藤粑仔

①材料：鲜鸡屎藤20 g，粳米粉200 g，姜丝5 g，椰丝10 g，红糖适量。

②做法：鲜鸡屎藤晒干，打成粉，再与粳米粉混合，用水和匀，捏成小指大小的小虫状粑仔。待锅中水煮沸后，下粑仔、姜丝、椰丝，再加适量红糖即成。

③功用：鸡屎藤与椰丝、姜丝、红糖同炖，口感香甜软糯、椰香清醇，可作为产后妇女、术后患者、体质虚弱者的滋补品。

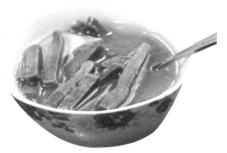

鸡屎藤粑仔

鸡骨草

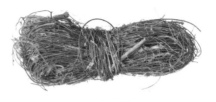

鸡骨草

【壮文名】Gogukgaeq（棵共给）。

【来源】本品为豆科植物广州相思子*Abrus cantoniensis* Hance的干燥全株。

【采集加工】全年均可采收，除去泥沙，干燥。

【性味与归经】味甘、微苦，性凉。归肝、胃经。

【功效与主治】壮医　清热毒，除湿毒，消肿痛。用于能蚌（黄疸）、肝硬化、呗嘻（乳腺炎）、火眼（急性结膜炎）。

中医　利湿退黄，清热解毒，疏肝止痛。用于湿热黄疸、胁肋不舒、胃脘胀痛、肝炎、乳痈肿痛。

【用法用量】煎服，15～30 g。外用适量，捣敷患处。

【注意事项】本品种子有毒，不能入药，用时必须把豆荚全部摘除。

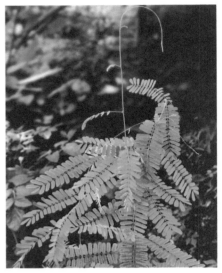

鸡骨草植株

【药膳方】

1.鸡骨草炖老鸭

①材料：鸡骨草20 g，老鸭半只，薏苡仁50 g，茯苓15 g，绿豆50 g，冬瓜250 g，食盐适量。

②做法：薏苡仁、绿豆洗净，用清水浸泡1小时。茯苓用清水洗去表面浮灰。老鸭洗净斩块，去掉鸭尖部分，飞水后待用。鸡骨草洗净，用清水浸泡15分钟。用砂锅把足量的清水煮沸，下除冬瓜、食盐外的所有材料。用文火煲100分钟后下冬瓜，再煲10分钟，加食盐适量，继续煲10分钟即可。

③功用：鸡骨草配以薏苡仁、茯苓，具有健脾疏肝、祛湿解毒的功效，配伍绿豆、冬瓜以清热、利水、消肿，更添清润之效。

2.鸡骨草骨头汤

①材料：鸡骨草50 g，猪骨400 g，大枣10 g，生姜2片，食盐适量。

②做法：鸡骨草装茶包内浸泡2小时。猪骨洗净斩块，焯水后与鸡骨草茶包、生姜、大枣共煮1小时，放适量食盐调味即可。

③功用：鸡骨草清肝火、祛湿热、通气散瘀，配伍大枣，适用于湿热体质者。

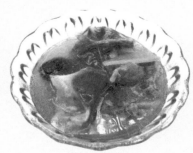

鸡骨草骨头汤

鸡内金

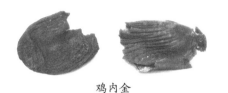

鸡内金

【来源】本品为雉科动物家鸡*Gallus gallus domesticus* Brisson的干燥沙囊内壁。

【采集加工】杀鸡后，取出鸡肫，趁热立即剥下内壁（先不要用水洗，否则难剥离且易破碎），洗干净，干燥。

【性味与归经】味甘，性平。归脾、胃、小肠、膀胱经。

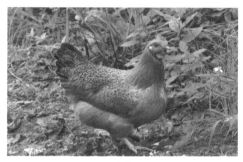

家鸡

【功效与主治】健胃消食，涩精止遗。用于食积不消、呕吐泻痢、小儿疳积、遗尿、遗精。

【用法用量】煎服，3～10 g；或研末服，每次1.5～3.0 g。

【注意事项】脾虚无积者慎服。

【药膳方】

》》1.鸡内金馒头

①材料：鸡内金、白术各10 g，生姜1 g，南瓜300 g，面粉500 g，白砂糖300 g，发面、碱水各适量。

②做法：将鸡内金、白术、生姜水煎取汁备用。南瓜去皮切块蒸软打蓉，加面粉、药汁、白砂糖、发面等揉成面团，待

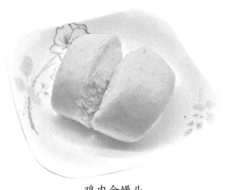

鸡内金馒头

发酵后，加碱水，调好酸碱度，做成糕坯，上笼蒸熟。每日1次，做早餐食用。

③功用：本药膳方益脾健脾、消食，适用于脾胃虚弱、食积不消。

》》2. 鸡内金安神粥

①材料：粳米100 g，鸡内金30 g，蝉蜕10 g，白砂糖30 g。

②做法：将蝉蜕、鸡内金共研细粉备用。将粳米洗净，入锅加水适量，煮粥至稠。调入药粉3 g，煮5分钟，用适量白砂糖调味。

③功用：本药膳方健脾安神、补中益气，适用于小儿夜惊不安、小儿佝偻病等。

苋 菜

【来源】本品为苋科植物苋*Amaranthus tricolor* L.的全草。

【采集加工】6～10月盛产时段均可采收，洗净，鲜用或晒干。

【性味与归经】味微甘，性凉。入肺、大肠经。

【功效与主治】清热利湿，凉血止血，止痢。用于赤白痢疾、二便不通、目赤咽痛、鼻衄等病症。

【用法用量】煎服，30～60 g。

【注意事项】孕妇忌服。

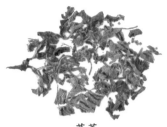

苋菜

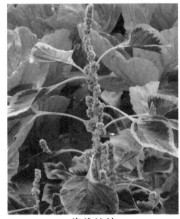

苋菜植株

【药膳方】

1.上汤苋菜

①材料：苋菜250 g，植物油15 g，皮蛋1个，鸡蛋2个，枸杞子10 g，食盐、鸡精、蒜泥少许。

②做法：苋菜洗净，茎叶分离备用。皮蛋剥皮切成四瓣备用。鸡蛋1个煮熟剥壳切成四瓣。把锅洗净，加水煮沸后加入枸杞子、苋菜茎煮沸，纳入皮蛋、煮熟的鸡蛋，然后加入食盐、鸡精、蒜泥等调味。煮沸后加入苋菜叶，然后打入1个鸡蛋，蛋

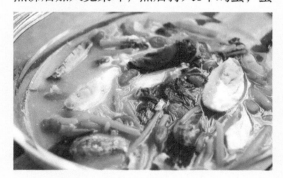

上汤苋菜

熟出锅装盘即可食用。

③功用：苋菜清利湿热、清肝解毒，富含蛋白质、脂肪及多种维生素和矿物质，其所含的蛋白质比牛奶含的蛋白质更能被人体充分吸收，所含的胡萝卜素比茄果类高2倍以上。本药膳方适用于湿热所致的赤白痢疾、肝火上炎所致的目赤目痛、咽喉红肿以及便秘人群。长期食用亦可强身健体。

2.苋菜粥

①材料：苋菜150 g，粳米60 g，食盐适量。

②做法：将苋菜洗净，切碎，放入锅内，加入洗净的粳米，再加适量水和食盐，以武火煮沸后改文火煮成粥即可。

③功用：本药膳方清热止痢，适用于老年体虚、大便不畅、急性菌痢、急性肠炎等。

芭蕉花

【来源】本品为芭蕉科植物芭蕉*Musa basjoo* Sieb. et Zucc.的花蕾或花。

【采集加工】花开时采收，鲜用或阴干。

【性味与归经】味甘、微辛，性凉。归心、肝、胃、大肠经。

【功效与主治】化痰消痞，散瘀止痛。用于胸膈饱胀、脘腹痞痛、吞酸反胃、呕吐痰涎、头昏目眩、心痛、怔忡、风湿疼痛。

【用法用量】煎服，5～10 g；或烧存性研末，每次6 g。

【注意事项】不宜与鱼肉、羊肉、狗肉、蛋、蒜、葱等同食。

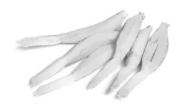

芭蕉花

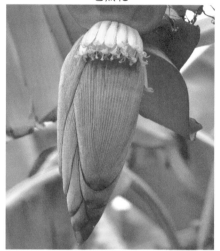

芭蕉花植株

【药膳方】

1.芭蕉花蕾蒸猪心

①材料：芭蕉花蕾1个，猪心1个，柚子树刺5颗，食盐适量。

②做法：先将猪心剖开洗净，在猪心周围扎上5颗柚子树刺。芭蕉花蕾洗净切小块，然后把猪心与芭蕉花蕾放入锅内蒸网上，锅内加适量清水，以武火蒸煮40分钟即停火出锅。把猪心切小块，加入适量食盐调味即可。

③功用：芭蕉花蕾与猪心蒸煮，活血散瘀、化痰消痞、行气止痛，适用于心痹痛、心绞痛、心悸怔忡不安、心气胃痛、肺结核等病症。

2.芭蕉花蕾炖猪肚

①材料：芭蕉花蕾150 g，猪肚200 g，花椒5粒，食盐适量。

②做法：芭蕉花蕾切小块，猪肚洗净切小块，将猪肚焯水沥干，放入砂锅内加适量清水、花椒、食盐，以武火煮沸后放入芭蕉花蕾，改文火炖煮40分钟即可。

③功用：本药膳方适用于心胃气痛、胃酸过多、胸膈饱胀、消化不良等。

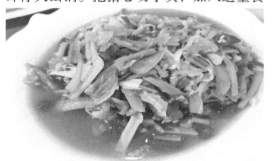

芭蕉花蕾蒸猪心

狗 脊

【来源】本品为蚌壳蕨科植物金毛狗脊 *Cibotium barometz*（L.）J. Sm.的干燥根茎。

【采集加工】秋、冬季采挖，除去泥沙，干燥；或去硬根、叶柄及金黄色茸毛，切厚片，干燥，为"生狗脊片"；蒸后晒至六七成干，切厚片，干燥，为"熟狗脊片"。

【性味与归经】味苦、甘，性温。归肝、肾经。

【功效与主治】祛风湿，补肝肾，强腰膝。用于风湿痹痛、腰膝酸软、下肢无力、尿频、遗尿、白带过多。外敷金疮止血。

【用法用量】煎服，10～15 g；或浸酒。外用适量，鲜品捣敷患处。

【注意事项】勿与败酱草同用。

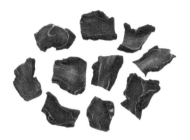

狗脊

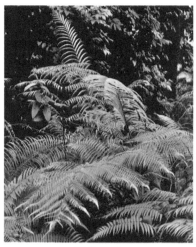

狗脊植株

【药膳方】

≫ 1.金毛狗脊酒

①材料：狗脊根茎18 g，香樟根、马鞭草各12 g，杜仲、续断各15 g，铁脚威灵仙9 g，红牛膝6 g，50度左右白酒适量。

②做法：将上述药材与白酒放入容器内，密封浸泡3个月。

③功用：本药膳方祛风、除湿、止痛，适用于风湿骨痛。

≫ 2.金毛狗脊水

①材料：狗脊 5 g，蜂蜜10 g。

②做法：金毛狗脊加水煮40分钟去渣取汁，稍凉冲入蜂蜜即可饮用。

③功用：本药膳方适用于风湿痹痛、腰膝酸软。

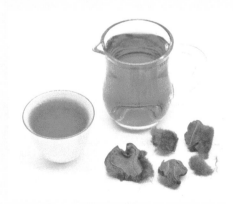

金毛狗脊酒

狗肝菜

【壮文名】Gobahcim（棵巴针）。

【来源】本品为爵床科植物狗肝菜*Dicliptera chinensis*（L.）Nees的全草。

【采集加工】夏、秋季采收，洗净，干燥，或取鲜草使用。

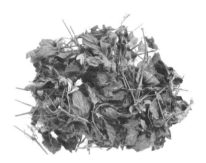

狗肝菜

【性味与归经】味甘、淡，性凉。归肝、肺经。

【功效与主治】壮医　解热毒，调气道、谷道，利水道。用于贫痧（感冒）、埃病（咳嗽）、火眼（急性结膜炎）、呗叮（疔疮）、阿意勒（便血）、肉裂（血淋）、兰嘀（眩晕）、肉扭（淋证）。

中医　清热解毒，凉血，利湿。用于感冒发热、热病发斑、吐血、衄血、便血、尿血、崩漏、肺热咳嗽、咽喉肿痛、肝热目赤、小儿惊风、小便淋沥、带下、带状疱疹、痈肿疔疮、蛇犬咬伤。

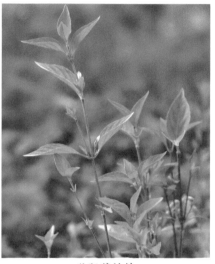

狗肝菜植株

【用法用量】煎服，15～30 g。外用适量，捣敷患处或熬膏贴患处。

【药膳方】

1.狗肝菜猪肝瘦肉泥

①材料：鲜狗肝菜叶60 g，猪肝150 g，猪瘦肉100 g，食盐适量。

②做法：将狗肝菜洗净切碎，猪肝、

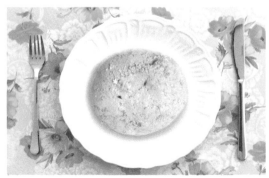

狗肝菜猪肝瘦肉泥

猪瘦肉洗净切小块，三者混合加适量清水，于搅拌机中打成泥，上锅蒸熟，加食盐调味即可。

③功用：本药膳方清热凉血，适用于容易上火、肝热目赤者。

2.狗肝根黄饮

①材料：鲜狗肝菜叶、田基黄、雷公根各100 g。

②做法：上述三味药材共煎代茶饮。

③功用：本药膳方清热利尿、解毒凉血，适用于热毒壅盛、实热证或温病初起。

虎耳草

【来源】本品为虎耳草科植物虎耳草*Saxifraga stolonifera* Curt.的全草。

【采集加工】全年均可采收，但以花开后采收为好，除去杂质，洗净，鲜用或晒干。

【性味与归经】味微苦、辛，性寒；有小毒。归肺、脾、胃、大肠经。

【功效与主治】祛风，清热，凉血解毒。用于风疹、湿疹、中耳炎、丹毒、咳嗽吐血、肺痈、崩漏、痔疮等。

【用法用量】煎服，10～15 g。外用适量，捣汁滴于患处或煎水熏洗患处。

【注意事项】本品有小毒，勿过量服用。

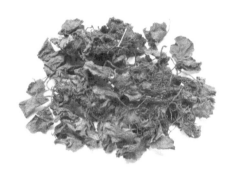

虎耳草

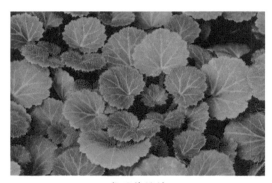

虎耳草植株

【药膳方】

》》1.虎耳草肉饼

①材料：虎耳草9 g，猪瘦肉120 g，食盐适量。

②做法：将虎耳草和猪瘦肉洗净，混匀剁烂，加入适量食盐，做成肉饼，隔水蒸熟即可。

③功用：本药膳方凉血、止血、补虚，适用于热盛吐血。

》》2.虎耳草粥

①材料：虎耳草15 g，粳米150 g，红糖适量。

②做法：将虎耳草去根、去老叶，洗净切碎备用。将粳米洗净，放入锅中，加水适量，置武火上煮沸，加入虎耳草，以文火熬成粥，加入红糖搅匀即成。做早餐食用。

③功用：本药膳方清热除湿、祛风止痒，适用于荨麻疹。

》》3.虎耳草汁

①材料：鲜虎耳草30 g。

②做法：鲜虎耳草去根、去老叶，洗净切碎，加适量冷开水打汁过滤即成。

③功用：本药膳方清热除湿、凉血解毒，适用于热毒壅盛、疮疡初起等。

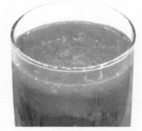

虎耳草汁

枇杷叶

【壮文名】Mbawbizbaz（盟比巴）。

【来源】本品为蔷薇科植物枇杷*Eriobotrya japonica*（Thunb.）Lindl.的叶。

【采集加工】全年均可采收，刷去毛，晒干或切丝鲜用。

【性味与归经】味苦，性微寒。归肺、胃经。

【功效与主治】壮医 调气道、谷道。用于埃病（咳嗽）、陆裂（咳血）、墨病（哮喘）、渗裂（血证）、鹿（呕吐）、啊肉甜（糖尿病）、哪呷（面瘫）、酒糟鼻。

中医 清肺止咳，降逆止呕。用于肺热咳嗽、气逆喘急、咳血、衄血、胃热呕哕、烦热口渴。

【用法用量】煎服，5～10 g。止咳宜炙用，止呕宜鲜用。

【注意事项】胃寒呕吐者及外感风寒咳嗽者忌用。枇杷叶毛对口腔黏膜有刺激性，可引起强烈咳嗽和呕吐。

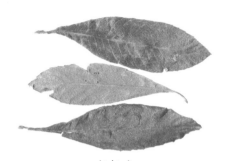

枇杷叶

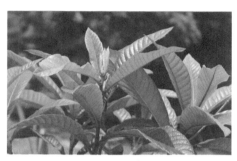

枇杷植株

【药膳方】

1.枇杷叶粥

①材料：枇杷叶15 g（鲜品加倍），大米100 g。

②做法：枇杷叶刷去背部茸毛后用布包好，加水煮制30分钟，去渣取汁，入大米煮粥。

③功用：本药膳方清肺和胃、降气化痰，适用于气阴两虚而发热的患者。

2.贝母枇杷膏

①材料：枇杷叶70 g，川贝母7 g，麦芽糖70 g，蜂蜜或白砂糖适量。

②做法：将枇杷叶去毛，加水煎2次，分别滤出药汁。两次药汁混合，加川贝母（研末）、麦芽糖及蜂蜜（或白砂糖），熬至成膏。以开水冲服，每次15 mL，每日2次或3次。

③功用：本药膳方清热化痰，素体阳虚怕冷者慎用。

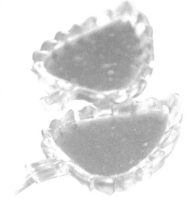

贝母枇杷膏

佩　兰

【壮文名】Gobeilanz（棵培兰）。

【来源】本品为菊科植物佩兰 *Eupatorium fortunei* Turcz.的干燥地上部分。

【采集加工】夏、秋季分两次采收，除去杂质，晒干。

【性味与归经】味辛，性平。归脾、胃、肺经。

【功效与主治】壮医　解痧毒，除湿毒，调气道、谷道。用于痧病、东郎（食滞）、白冻（泄泻）、口臭。

中医　芳香化湿，醒脾开胃，发表解暑。用于湿浊中阻、脘痞呕恶、口中甜腻、口臭、多涎、暑湿表证、发热倦怠、胸闷不舒。

【用法用量】煎服，5～10 g（鲜品加倍）。

【注意事项】阴虚血燥、气虚者慎用。

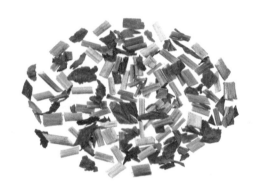

佩兰

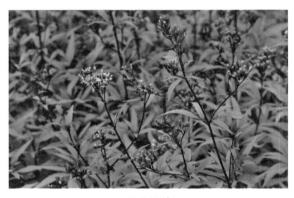

佩兰植株

【药膳方】

▶▶ 兰草粥

①材料：佩兰10 g（鲜品加倍），粳米30 g。

②做法：水煎佩兰20分钟，或热水浸之2～3小时，去渣取汁，与粳米同煮，粥成即食。

③功用：本药膳方芳香化湿、辟秽和中，适用于因胃热引起的口臭、口苦，或脾瘅口甘、口甜苔腻等。

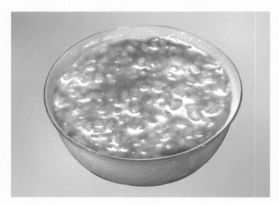

兰草粥

苦瓜干

【壮文名】Hawqlwghaemz（恒冷含）。

【来源】本品为葫芦科植物苦瓜*Momordica charantia* Linn.的干燥成熟果实。

【采集加工】夏、秋季采收，切片，晒干。

【性味与归经】味苦，性寒。归心、脾、胃经。

【功效与主治】壮医　清热毒，除湿毒。用于痧病、阿意咪（痢疾）、火眼（急性结膜炎）、呗农（痈疮）、丹毒。

中医　清解暑热，清肝明目，清热解毒。用于热病烦渴引饮、中暑发热、湿热泄泻、痢疾、肝热目赤疼痛、痈肿、丹毒、恶疮。

【用法用量】煎服，6～15 g。外用鲜品适量，捣敷患处或取汁涂患处。

【注意事项】脾胃虚寒者慎服。

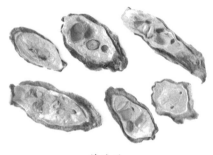

苦瓜干

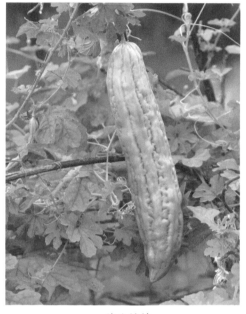

苦瓜植株

【药膳方】

》》双菇苦瓜丝

①材料：苦瓜150 g，香菇100 g，金针菇100 g，花生油、生抽、生姜、食盐各适量。

②做法：将苦瓜切片，生姜切丝，香菇浸软切丝，金针菇切去尾端洗净。用花生油爆炒姜丝后，加入苦瓜、香菇丝、食盐，同炒片刻，再加入金针菇同炒，加入生抽炒匀即可食用。

③功用：本药膳方富含纤维素，可减少脂肪吸收，降低胆固醇。

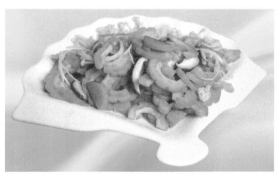

双菇苦瓜丝

罗汉茶

【壮文名】Cazlozhan（茶罗汉）。

【来源】本品为胡桃科植物黄杞 *Engelhardia roxburghiana* Wall.的干燥叶。

【采集加工】夏、秋季采收，除去杂质。

【性味与归经】味微甘，性凉。归肺、脾经。

【功效与主治】壮医　清热毒，除湿毒，调气道、谷道。用于痧病、发得（发热）、东郎（食滞）、货咽妈（咽痛）。

中医　清热解毒，生津止渴，解暑利湿，行气。用于脾胃食滞、胸腹胀闷、感冒发热、湿热泄泻、疝气腹痛。

【用法用量】煎服，9～15 g。

【注意事项】孕妇忌服。

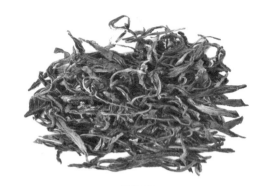

罗汉茶

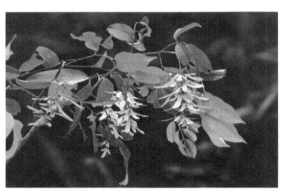

罗汉茶植株

【药膳方】

》》1.罗汉茶排骨汤

①材料：罗汉茶10 g，猪排骨250 g，生姜3片，食盐适量。

②做法：罗汉茶洗净备用；猪排骨洗净切小块并飞水去污血。将全部材料一起放入砂锅，加水适量，以武火煮沸后转文火煲1～2小时，出锅后加食盐调味。去渣喝汤食肉。

③功用：罗汉茶清热解毒、行气化湿，猪排骨滋阴润燥、益精补血。本药膳方味道甘甜，清热利湿、健胃消食，适用于腹部胀闷、脾胃湿滞、疝气腹痛、排尿不畅、尿路感染症状较轻。

》》2.罗汉茶冰糖饮

①材料：罗汉茶5 g，冰糖适量。

②做法：罗汉茶洗净，加水适量，以武火煮沸5分钟后加入冰糖，待冰糖溶化后出锅。去渣喝汤。

③功用：罗汉茶清热解毒、行气化湿；冰糖养阴生津、和胃润肺。本药膳方味道甘甜，清热利湿、益脾消食，适用于痰热咳嗽、咽喉肿痛、伤暑口渴、感冒发热。

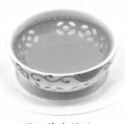

罗汉茶冰糖饮

茉莉花

【壮文名】Vamaedleih（华闷擂）。

【来源】本品为木犀科植物茉莉 *Jasminum sambac*（L.）Ait.的干燥花蕾及初开的花。

【采集加工】春、夏季花开前或花初开时采收，晒干或烘干。

【性味与归经】味辛、微甘，性温。归脾、胃、肝经。

【功效与主治】壮医　清热毒，调谷道。用于阿意咪（痢疾）、火眼（急性结膜炎）、呗农（痈疮）、呗叮（疔疮）。

中医　理气止痛，辟秽开郁。用于湿邪中阻、胸膈不舒、泻痢腹痛、头晕头痛、目赤、疮毒。

【用法用量】煎服，3～10 g；或泡茶饮，1.5～3.0 g。外用适量，捣敷患处。

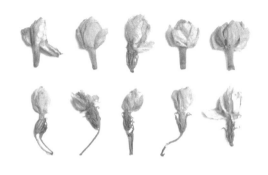

茉莉花

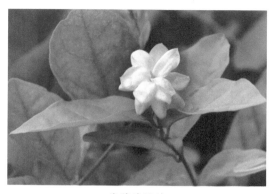

茉莉花植株

【药膳方】

》》》1.冬瓜茉莉花汤

①材料：冬瓜250 g，鲜茉莉花30 g，冰糖适量。

②做法：冬瓜洗净不削皮，切片；茉莉花洗净浸水30分钟左右。锅中加水500 mL，放入冬瓜片，以武火煮沸后加入茉莉花，改文火煮约15分钟，滤出汤汁，根据个人口味加入适量冰糖调味即可。

③功用：茉莉花消暑清热、化湿、健脾止泻、宁心除烦；冬瓜清热利湿。本药膳方味道清香甘甜，适用于湿热内蕴症见暑热烦渴、食欲不振、大便溏薄、痤疮等。

》》》2.二花调经茶

①材料：茉莉花、玫瑰花各3 g。

②做法：茉莉花、玫瑰花纳入壶中，加沸水冲泡，代茶饮。

③功用：本药膳方清香鲜美，疏肝解郁、调经止痛。

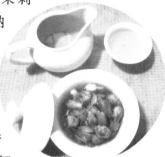

二花调经茶

青天葵

【壮文名】Go'mbawdog（棵盟朵）。

【来源】本品为兰科植物毛唇芋兰 *Nervilia fordii* （Hance） Schltr.的干燥地上部分。

【采集加工】夏、秋季采收，洗净，干燥。

【性味与归经】味甘，性凉。归心、肺、肝经。

【功效与主治】壮医　清热毒，散瘀肿，调气道，通龙路。用于陆裂（咳血）、发得（发热）、渗裂（血证）、呗农（痈疮）、呗叮（疔疮）。

中医　润肺止咳，清热凉血，散瘀止痛。用于肺痨咯血、肺热咳嗽、口舌生疮、咽喉肿痛、瘰疬、疮疡肿毒、跌打损伤。

【用法用量】煎服，9～15 g；或浸酒。外用适量，捣敷患处。

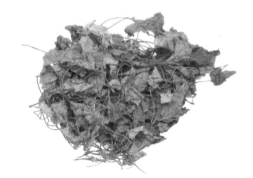

青天葵

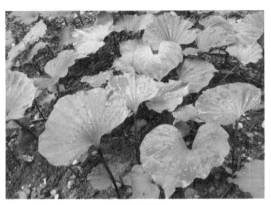

青天葵植株

【药膳方】

1.天葵猫爪汤

①材料：青天葵10 g，猫爪草30 g，猪瘦肉150 g，食盐适量。

②做法：把上述材料放入炖盅里，加水炖1小时左右，加适量食盐调味即可。

③功用：本药膳方清热解毒、散结消肿，特别适用于小儿扁桃体发炎、高烧不退。

2.青天葵猪腱蜜枣汤

①材料：青天葵10 g，猪腱300 g，蜜枣6枚，食盐少许。

②做法：青天葵、蜜枣洗净，猪腱洗净切片。瓦煲内倒入适量清水，用武火煲至水沸后，放入材料，改中火煲1小时，加食盐调味即可。

③功用：本药膳方清热、解毒、凉血，可预防暗疮。

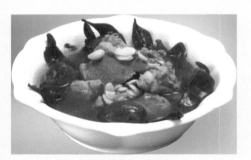

青天葵猪腱蜜枣汤

肾　茶

【壮文名】Gomumhmeuz（棵蒙秒）。

【来源】本品为唇形科植物肾茶 *Clerodendranthus spicatus*（Thunb.）C. Y. Wu ex H. W. Li 的干燥地上部分。

【采集加工】秋季采收，除去杂质，晒干。

【性味与归经】味甘、微苦，性凉。归肾经。

【功效与主治】壮医　清热毒，除湿毒，通水道。用于笨浮（水肿）、肉扭（淋证）、尿路结石、胆结石、发旺（风湿骨痛）。

中医　清热祛湿，排石通淋。用于风湿痹痛、腰腿痛、石淋、热淋。

【用法用量】煎服，10～20 g。

【注意事项】脾胃虚寒者慎用。

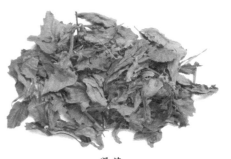

肾茶

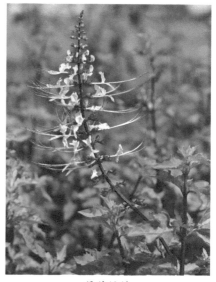

肾茶植株

【药膳方】

1.肾茶饮

①材料：肾茶30 g。

②做法：肾茶洗净，以沸水冲泡。可续水2次或3次，一天饮2次或3次即可。或用冷水浸泡20分钟，煮沸后即可。

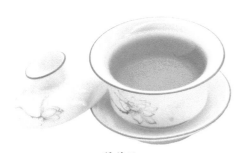

肾茶饮

③功用：本药膳方口感稍苦，除湿毒、清热毒，适用于结石、前列腺炎、前列腺增生、痛风、肾虚腰痛，也可用于中老年人保健及其他人群肾脏保健。

2.肾茶金沙饮

①材料：肾茶30 g，海金沙10 g。

②做法：将肾茶、海金沙用冷水浸泡20分钟，煮沸后即可。

③功用：本药膳方具有清热、利尿、通淋的功效，其中肾茶具有清热祛湿、排石通淋的功效，海金沙清利湿热，两药合用适用于热淋、石淋、膏淋等症。

使君子

【来源】本品为使君子科植物使君子*Quisqualis indica* L.的干燥成熟果实。

【采集加工】秋季果皮变紫黑色时采收，除去杂质，干燥。

【性味与归经】味甘，性温。归脾、胃经。

【功效与主治】杀虫消积。用于蛔虫病、蛲虫病、虫积腹痛、小儿疳积。

【用法用量】使君子9～12 g，捣碎入煎剂；使君子仁6～9 g，多入丸散剂或单用，分1次或2次服。

【注意事项】服药期间忌饮浓茶。

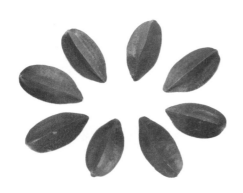

使君子

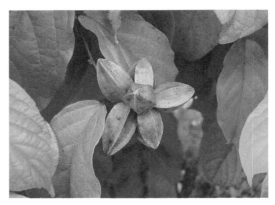

使君子植株

【药膳方】

1.使君子瘦肉汤

①材料：使君子12 g，猪瘦肉150 g，大枣6枚，花生油、食盐、葱花、生姜各适量。

②做法：将使君子放在冷水中浸泡10～20分钟后捞出备用。生姜洗净切丝。将适量的花生油倒入锅内，油烧热后放入姜丝爆炒3～5秒，然后放入使君子翻炒5～10秒，加入适量清水、食盐，以武火煮沸后放入猪瘦肉（切片），改文火煮沸，下食盐调味。出锅时加入葱花即可。

③功用：本药膳方益气健脾、和胃安神，适用于体虚气少、儿童夜睡不宁睡眠差，也可用于蛔虫病。

2.使君子粥

①材料：使君子15 g，花生25 g，粳米50 g，食盐、葱花各适量。

②做法：先将使君子、花生共研细末备用，然后

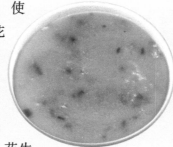

使君子粥

将粳米加水煮粥，将熟时加入药末10 g及适量食盐、葱花，稍煮即成。

③功用：本药膳方驱蛔虫，适用于小儿蛔虫病。

鱼腥草

【来源】本品为三白草科植物蕺菜*Houttuynia cordata* Thunb.的新鲜全草或干燥地上部分。

【采集加工】夏、秋季采收，除去杂质，洗净鲜用或切段干燥备用。

【性味归经】味辛，性微寒。归肺经。

【功效与主治】清热解毒，消痈排脓，利尿通淋。用于肺痈吐脓、痰热喘咳、热痢、热淋、痈肿疮毒。

【用法用量】煎服，15～25 g；鲜品用量加倍，水煎或捣汁服。外用适量，捣敷或煎水熏洗患处。

【注意事项】鱼腥草含挥发性成分，不宜久煎。

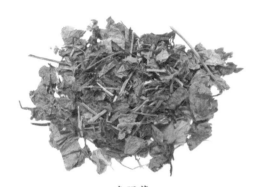

鱼腥草

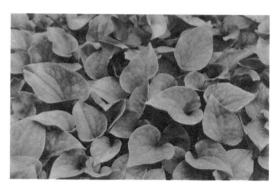

鱼腥草植株

【药膳方】

1.凉拌鱼腥草

①材料：鲜鱼腥草100 g，红、绿灯笼椒各半个，香菜、香葱、蒜头、香油、食盐、醋等适量。

②做法：将鱼腥草洗净，摘去老根、叶，留下嫩白根及叶片，然后分折成长短合适的段，用凉开水浸泡5分钟（若不喜欢鱼腥草腥味可适当延长浸泡时间）后，捞出沥干；灯笼椒、香菜、香葱洗净后切与鱼腥草等长的段；蒜头压成蒜蓉；将鱼腥草、灯笼椒、香葱、香菜置于容器中，放入蒜蓉、香油、醋、食盐拌匀即可。

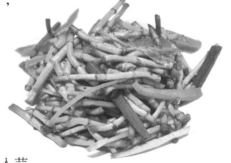

凉拌鱼腥草

③功用：本药膳方清热解毒、消肿疗疮、利尿除湿、健胃消食，适用于因实热、热毒、湿邪、疾热所致的肺痈、疮疡肿毒、痔疮便血、脾胃积热等症。现代药理实验表明，鱼腥草具有抗菌、抗病毒、提高机体免疫力、利尿等作用。

2.鱼腥草饮

①材料：鲜鱼腥草20～50 g，白砂糖适量。

②做法：锅里加入适量清水浸泡鱼腥草，以武火煮沸3～5分钟后，去渣取汁，加适量白砂糖调服。

③功用：本药膳方清热解毒、排脓消痈、利尿通淋，适用于热淋、白浊、白带异常、痰热壅肺、胸痛喘咳、痰黄稠黏等。

3.鱼腥草猪肺汤

①材料：鲜鱼腥草60 g（干品20 g），猪肺200 g，大枣4枚，食盐或冰糖适量。

②做法：将猪肺洗净切块，除去泡沫，放入砂锅中，加入大枣、适量清水，以武火煮沸后转文火煲1～2小时，然后放入鱼腥草以武火煮5～10分钟。出锅后加食盐或冰糖调味，去渣，喝汤食肉。

③功用：鱼腥草清热解毒、排脓消痈，猪肺补肺润燥、止咳。本药膳方清热解毒、润肺化痰，适用于急慢性支气管炎、肺脓肿、肺炎属热毒壅盛者，症见胸痛、发热、咳嗽、痰多黄稠等。亦可用于祛湿燥痰、润肺清肺，预防呼吸道疾病。

草　果

【壮文名】Makhaeuq（芒侯）。

【来源】本品为姜科植物草果*Amomum tsaoko* Crevost et Lemaire.的干燥成熟果实。

【采集加工】秋季果实红褐色时采收，晒干或低温烘干。

【性味与归经】味辛，性温。归脾、胃经。

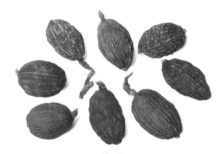
草果

【功效与主治】壮医　通调谷道、气道，除湿毒，解瘴毒。用于瘴病（疟疾）、腹胀、腊胴尹（腹痛）、东郎（食滞）、鹿（呕吐）、痧病。

中医　燥湿温中，除痰截疟。用于寒湿内阻、脘腹胀痛、痞满呕吐、疟疾寒热、瘟疫发热。

【用法用量】煎服，3～9 g；或入丸散剂。

【注意事项】阴虚血燥者慎用。

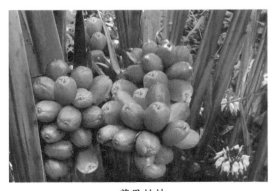
草果植株

【药膳方】

1.草果老鸭汤

①材料：草果10～15 g，老鸭1只（约1000 g），葱、生姜、黄酒、食盐各适量。

②做法：老鸭宰杀去毛洗净，先把鸭肉放入煮沸的锅内略焯片刻，用凉水洗净备用；草果洗净，放在冷水中浸泡30～60分钟后捞出备用；生姜洗净切丝；葱洗净。将草果、葱、生姜丝一起塞入鸭腹内，放入砂锅中，注入清水，加食盐、黄酒调味，以武火煮沸后转文火煮2小时，至鸭肉酥烂。食鸭肉喝汤，每周1次或2次，佐餐食用。

③功用：本药膳方味道芳香独特，老鸭味甘、咸，性微寒，滋阴养胃，益肾行水，健脾补虚，滋而不腻，配合辛温之草果，实乃补益脾肾、散寒除湿之佳品。适用于脾肾两虚、寒湿阻滞所致的脘腹冷痛、呕吐泄泻、腰膝酸软。

2.猪脚草果莲子煲

①材料：草果10 g，莲子30 g，猪脚500 g，大蒜10 g，葱白3段，生姜、黄酒、食盐、生抽、蚝油各适量。

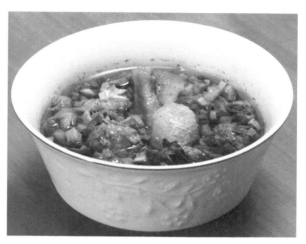

草果老鸭汤

②做法：猪脚洗净，脱毛切段，放入食盐、生抽、黄酒腌制备用；草果、莲子去心洗净，放在冷水中浸泡30～60分钟后捞出备用；生姜切丝，大蒜去皮，葱白切段。将草果、大蒜、姜丝、葱白放入炒锅翻炒至焦黄，倒入猪脚炒香，加水煨炖1～2小时，加入蚝油调味即可。

③功用：猪脚味甘、性平，能和血脉，润肌肤；草果辛温燥湿止泻；莲子既补脾益肾养心，又能固精止泻。本药膳方味道芳香四溢，适用于脾虚泄泻、虚烦失眠、带下清稀。

骨碎补

【壮文名】Hingbwn（兴盆）。

【来源】本品为水龙骨科植物槲蕨 *Drynaria roosii* Nakaike的干燥根茎。

【采集加工】全年均可采挖，除去泥沙，干燥或再燎去茸毛（鳞片）。

【性味与归经】味苦，性温。归肝、肾经。

【功效与主治】壮医 调火路，补阳虚，强筋骨，祛风毒，除湿毒，消肿毒。用于腰腿痛、发旺（风湿骨痛）、林得叮相（跌打损伤）、旁巴尹（肩周炎）。

　　中医　疗伤止痛，补肾强骨；外用消风祛斑。用于跌扑闪挫、筋骨折伤、肾虚腰痛、筋骨痿软、耳鸣耳聋、牙齿松动；外用治斑秃、白癜风。

　　【用法与用量】煎服，3～9 g。外用适量，捣敷患处。

　　【注意事项】阴虚内热或无瘀血者慎服。

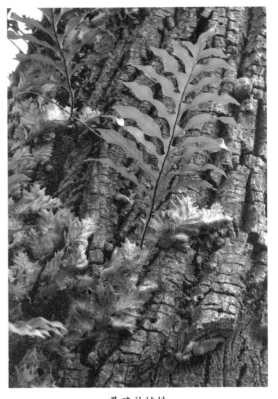

骨碎补植株

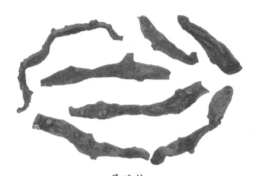

骨碎补

【药膳方】

1.骨碎补酒

　　①材料：骨碎补100 g，白酒2000 mL。

　　②做法：将骨碎补洗净，用清水润透至软，切片，加入白酒浸泡3个月即成，酌情饮用。

　　③功用：本药膳方疗伤止痛、补肾强骨，适用于跌打损伤、牙齿松动。

2.骨碎补煲猪腰

　　①材料：骨碎补6 g，猪腰1具。

　　②做法：将猪腰剖开去膜洗净，骨碎补碾细纳入猪腰内，用线扎紧，加清水适量煮

熟，饮汤食肉。

　　③功用：本药膳方补肾强腰，适用于肾虚腰痛、久泻。

3.骨碎补蒸猪肉

　　①材料：骨碎补9 g，猪瘦肉适量。

　　②做法：骨碎补研粉，同猪瘦肉蒸食。

　　③功用：本药膳方续筋疗伤、补肾强骨，适用于跌打损伤、筋骨折伤、筋骨萎软、肾虚腰痛等症，亦可用于老年骨质疏松等症日常调理。

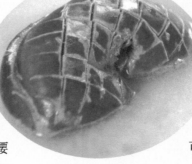

骨碎补煲猪腰

枸杞叶

【来源】本品为茄科植物枸杞*Lycium chinense* Mill.及宁夏枸杞*Lycium barbarum* L.的嫩茎叶。

【采集加工】春季至初夏采摘，洗净，多鲜用。

【性味与归经】味苦、甘，性凉。归肝、脾、肾经。

【功效与主治】补虚益精，清热明目。用于虚劳发热、烦渴、目赤昏痛、障翳夜盲、崩漏带下、热毒疮肿。

【用法用量】煎服，鲜品60～240 g；或煮食、捣汁服。外用适量，煎水洗或捣汁滴眼。

【注意事项】与奶酪相恶。

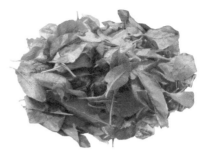

枸杞叶

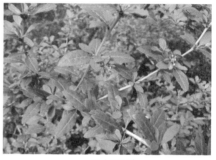

枸杞植株

【药膳方】

1.枸杞叶羊肾粥

①材料：枸杞叶500 g，羊肾1对，米150 g，葱白、食盐各适量。

②做法：羊肾切细，与米同煮成粥，准备出锅时放入枸杞叶、葱白，以武火煮沸5分钟加入适量食盐即可出锅。空腹食。

③功用：适用于阳气衰、腰脚疼痛、五劳七伤。

2.枸杞叶蛋汤

①材料：枸杞叶60 g，鸡蛋1个。

②做法：把鸡蛋打散，与枸杞叶加适量水以武火煮沸5分钟，出锅后加入食盐稍加调味即可。每日1次。

③功用：本药膳方清热明目，适用于急性结膜炎。

3.枸杞芽茶

①材料：枸杞叶嫩芽6 g。

②做法：用80 ℃左右的热水冲泡，代茶饮。

③功用：明代李时珍在《本草纲目》中提到"春采枸杞叶，名天精草"，其中"天精草"即为枸杞叶嫩芽，以其代茶饮可健胃补肾、安神助眠，适用于各种眼疾、口腔炎症的调理等。

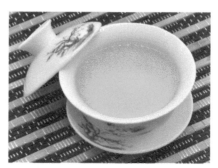

枸杞芽茶

南瓜子

【来源】本品为葫芦科植物南瓜*Cucurbita moschata* （Duch.ex Lam.） Duch.ex Poiret的种子。

【采集加工】夏、秋季采摘成熟果实，取出种子，除去瓤膜，洗净，鲜用或晒干。

【性味与归经】味甘，性平。归大肠经。

【功效与主治】杀虫，通乳，利火消肿。用于绦虫病、蛔虫病、血吸虫病、钩虫病、蛲虫病、产后缺乳、手足浮肿、百日咳、痔疮。

【用法用量】煎服，30～60 g；或研末、制成乳剂。外用适量，研末调敷。

【注意事项】一次性勿服用过多。胃热者宜少服。

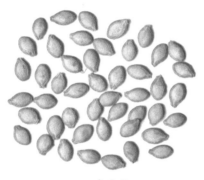

南瓜子

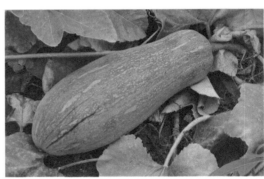

南瓜植株

【药膳方】

》》 1.南瓜子乳剂

①材料：新鲜南瓜子50 g，冰糖或蜂蜜适量。

②做法：新鲜南瓜子洗净，碾烂，然后加温开水制成乳剂，兑入适量冰糖或蜂蜜，空腹顿服。

③功用：南瓜子杀虫，制成乳剂空腹顿服可更好被肠道吸收，适用于绦虫病、蛔虫病等。

》》 2.核桃南瓜子花生粥

①材料：南瓜子30 g，核桃仁30 g，芡实20 g，花生仁30 g，粳米50 g，食盐适量。

②做法：砂锅内盛清水800 mL，核桃仁、南瓜子、芡实、花生仁打碎与粳米共煮，以武火煮沸后改文火再煮沸10分钟，加适量食盐调味，适温汤渣同食。

③功用：南瓜子、核桃仁、花生仁、芡实均为补益强壮的养生食品，为药食同源之品。本药膳方适用于营养不良、面色萎白人群。

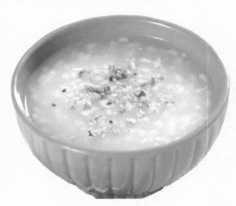

核桃南瓜子花生粥

南板蓝根

【壮文名】Gohungh（楳烘）。

【来源】本品为爵床科植物马蓝*Baphicacanthus cusia*（Nees.）Bremek.的干燥根和根茎。

【采集加工】夏、秋季采挖，除去地上茎，洗净，干燥。

【性味与归经】味苦，性寒。归心、胃经。

【功效与主治】壮医　通火路，调气道、谷道，祛风毒，清热毒，消肿止痛。用于丹毒、贫痧（感冒）、航靠谋（腮腺炎）、货咽妈（咽痛）、能蚌（黄疸）、火眼（急性结膜炎）。

中医　清热解毒，凉血消肿。用于温毒发斑、高热头痛、大头瘟疫、丹毒、痄腮、病毒性肝炎、流行性感冒、肺炎、疮肿、疱疹。

【用法用量】煎服，15～30 g（大剂量可用60～120 g）。外用适量，捣敷患处。

【注意事项】脾胃虚寒、无实火热毒者慎服。

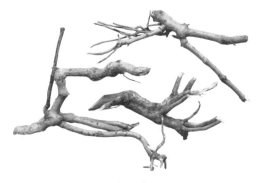

南板蓝根

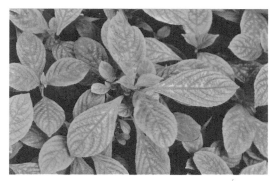

南板蓝根植株

【药膳方】

1.银花板蓝茶

①材料：南板蓝根10 g，金银花10 g，甘草6 g。

②做法：南板蓝根和甘草洗净后以清水浸泡30分钟，然后放入砂锅以武火煮沸改文火再煮10分钟。茶杯盛金银花，将煮好的汤汁冲入茶杯盖好约10分钟，适温饮用（代茶饮）。

③功用：金银花清热解毒；南板蓝根清热解毒、凉血消肿；甘草补脾益气、缓和药性，可以中和前二味之过于寒凉。本药膳方适用于风热头痛、因风热而致的咽喉不利、咽哑，还可用于预防流行性感冒。

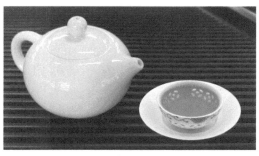

银花板蓝茶

2.猪肝枸杞板蓝汤

①材料：南板蓝根30 g，猪肝100 g，枸杞子25 g，葱花、生姜片、食盐各适量。

②做法：猪肝洗净，切片备用。枸杞、南板蓝根放入砂锅内用清水300 mL浸泡30分钟后煮沸，改文火再煮沸10分钟后加入猪肝、生姜片，待猪肝煮熟后撒入葱花，加适量食盐调味，食肉喝汤。

③功用：南板蓝根清热解毒、凉血消肿；枸杞子滋补肝肾、养肝明目；猪肝含有丰富的蛋白质，可养血柔肝。本药膳方适用于长期饮酒、长期伏案工作、用眼过度而致肝血不足的视物昏花、眼睛干涩等人群。

香　茅

【壮文名】Gocazhaz（楪查哈）。

【来源】本品为禾本科植物香茅 *Cymbopogon citratus* （DC.）Stapf 的干燥全草。

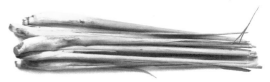

香茅

【采集加工】全年可采收，除去杂质，阴干。

【性味与归经】味辛、甘，性温。归肺、脾经。

【功效与主治】壮医　除瘴毒，祛风毒，通龙路、谷道，止疼痛。用于瘴病（疟疾）、痧病、巧尹（头痛）、腊胴尹（腹痛）、胴尹（胃痛）、白冻（泄泻）、发旺（风湿骨痛）、林得叮相（跌打损伤）。

中医　散寒解表，祛风通络，温中止痛。用于外感风寒、风寒湿痹、脘腹冷痛、跌打损伤、寒湿泄泻。

【用法用量】煎服，6～15 g。外用适量，煎水洗患处。

【注意事项】孕妇忌服。

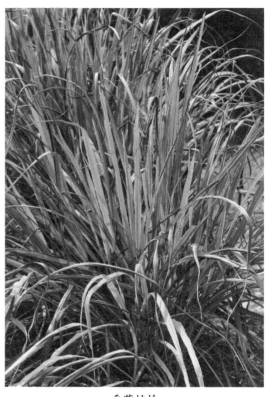

香茅植株

【药膳方】

1.香茅豉油鸡

①材料：鲜香茅30 g，三黄鸡半只（约350 g），焯熟的芦笋50 g，生姜3片，香葱20 g，生抽30 mL，料酒15 mL，白砂糖15 g，食盐5 g，胡椒粉3 g，花生油20 mL。

②做法：三黄鸡洗净，沥干水分；鲜香茅对开切段；香葱洗净切段。将三黄鸡盛入小盆中，加入香茅、鲜生姜片、香葱段、料酒（5 mL）、食盐（2 g）和

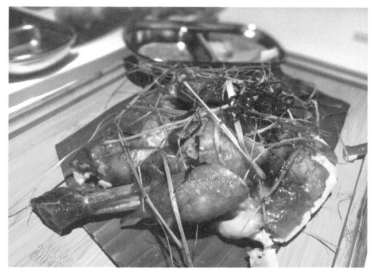

香茅豉油鸡

胡椒粉拌匀腌制6小时。中火烧热锅，放入花生油，待油温烧至七成时，放入腌鸡时用的所有香茅段、鲜姜片和香葱段炒香，加入三黄鸡略煎上色，调入剩余的料酒、生抽、白砂糖、食盐和适量清水，以武火煮沸后转文火煨至三黄鸡熟透。将焯熟的芦笋加入盘中，三黄鸡从锅中取出剁成块放在芦笋上面，浇上两勺热油即可。

③功用：本药膳方味道爽滑可口，健脾补气、润肺止咳，适用于体虚乏力、脾虚泄泻、神经衰弱。

2.香茅猪肝

①材料：香茅30 g，猪肝200 g，料酒、生姜、葱花、食盐各适量。

②做法：将香茅入锅加水1000~1500 mL煮沸20分钟，猪肝洗净后放入锅中，加入料酒、生姜及少量食盐，中火煮沸20分钟左右，猪肝变颜色后把火调为文火，加少许葱花，再加少量食盐，3分钟后出锅，将猪肝取出，切薄片装盘中即可食用。

③功用：壮族先民有"食肝养肝""春季养肝"的说法，此膳方最适合春季进补。适用于脾气暴躁、肝气不舒者，或肝阴不足、视力不佳者。高尿酸人群或痛风患者忌服。

3.香茅椒盐虾

①材料：香茅、椒盐、蒜瓣、葱段、料酒、胡椒粉、橄榄油、冰糖粉各适量，大虾12只。

②做法：将蒜瓣剁碎成细小的蒜粒放到碗中，再加入香茅粉、椒盐、半勺冰糖粉拌匀。锅加热，倒入橄榄油20 mL左右，放入葱段，炸至葱变成焦黄色时关火，取葱、油放入调料碗中，与椒盐搅匀。倒入虾至调料碗中拌匀，腌制20分钟后均匀放入炸锅中，200 ℃炸10分钟（大概5分钟后将虾逐个翻动），外酥内嫩的香茅椒盐虾即可出炉。

③功用：虾富含蛋白质、各种微量元素，适合大多数人群食用，尤其适合腿部常抽筋、腰腿乏力者。高尿酸人群或痛风患者忌用。

枳椇子

【来源】本品为鼠李科植物枳椇*Hovenia acerba* Lindl.的成熟种子，亦有用带花序轴的果实。

【采集加工】10～11月果实成熟时采收，将果实连果柄一并摘下，晒干，取出种子。

【性味与归经】味甘，性平。归心、脾、肺经。

【功效与主治】解酒毒，止渴除烦，止呕。用于醉酒、烦渴、呕吐、二便不利。

【用法用量】煎服，6～15 g；或泡酒服。

【注意事项】脾胃虚寒者禁用。

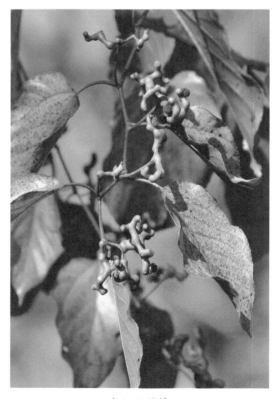

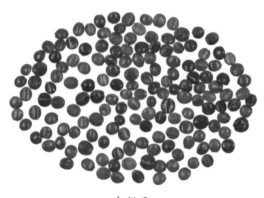

枳椇子　　　　　　　　　　　　枳椇子植株

【药膳方】

1.枳椇子猪肉糯米粥

①材料：炒枳椇子（研细粉）10 g，香菇（切碎）10 g，赤小豆150 g，猪五花肉（碎成肉末）150 g，糯米150 g，生姜（捣末）、葱花、食盐各适量。

②做法：加适量食盐，将枳椇粉、猪五花肉、香菇拌调均匀；用温开水浸泡赤小豆30分钟取出与洗净的糯米放入高压锅内，加入适量清水武火煮沸15分钟；再放入拌匀的猪五花肉，调文火再煮10分钟停火，出锅加姜末、葱花调味即可食用。

③功用：本药膳方益脾健胃、补虚、滋胃阴，适用于久病胃虚、纳差、胃气不足、胃阴虚、小便不利或下肢水肿。

2.枳椇子猪肚汤

①材料：炒枳椇子（研细粉）15 g，猪肚250 g，生姜（切小片）、葱花、茶油、食盐各适量。

②做法：先将猪肚焯水滤干，切小片，与枳椇子粉、生姜调入适量食盐、少许茶油拌匀腌30分钟，入锅以武火爆炒3分钟，加入适量清水调文火炖煮10分钟停火，出锅加入葱花即可。

③功用：本药膳方健脾和胃、提携胃气、促进消食，适用于慢性胃炎、消化不良、胃功能下降、胃下垂等。

3.枳椇子葛根饮

①材料：枳椇子15 g，葛根20 g，葛花10 g。

②做法：上述三味食材水煎两次，共取汁600～800 mL，于2小时内分3～5次饮用。

③功用：枳椇子性平味甘，有治醉酒、烦热、口渴、呕吐之功，联合葛根、葛花起清热除烦、解酒醒脾之功，善解"酒毒"。本药膳方发散表邪、清热除烦、生津止渴，适用于饮酒过度、湿热内蕴、热灼津伤等所致宿醉头痛、烦渴、口干口渴等症。

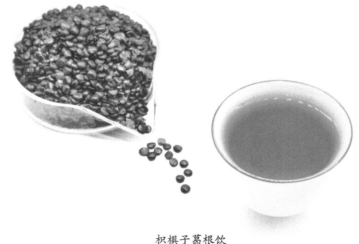

枳椇子葛根饮

栀　子

【壮文名】Faenzgaehhenj（粉给现）。

【来源】本品为茜草科植物栀子*Gardenia jasminoides* Ellis的干燥成熟果实。

【采集加工】9～11月果实熟呈红黄色时采收，除去果梗及杂质，蒸至上汽或置沸水中略烫，取出，干燥。

【性味与归经】味苦，性寒。归心、肺、三焦经。

【功效与主治】壮医　清热毒，利湿毒，通龙路、火路。用于发得（发热）、火眼（急性结膜炎）、巧尹（头痛）、能蚌（黄疸）、白冻（泄泻）、笨浮（水肿）、血压嗓（高血压）、肉扭（淋证）、渗裂（血证）、口疮（口腔溃疡）、呗农（痈疮）、邦印（痛证）。

中医　泻火除烦，清热利湿，凉血解毒；外用消肿止痛。用于热病心烦、湿热黄疸、淋证涩痛、血热吐衄、目赤肿痛、火毒疮疡；外用于扭挫伤痛。

【用法用量】煎服，6～10 g。外用生品适量，研末调敷患处。

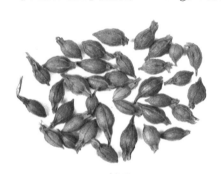

栀子

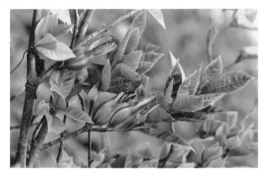

栀子植株

【药膳方】

≫ 1.栀子黑豆粳米粥

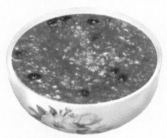

栀子黑豆粳米粥

①材料：栀子仁10 g，黑豆30～50 g，粳米30～60 g。

②做法：将栀子仁碾成细末备用；粳米、黑豆加水煮稀粥，待粥将成时放入栀子粉稍煮即成。亦可先水煎栀子仁，取汁去渣，再以药汁煮粳米粥。

③功用：栀子仁泻火除烦、清热利湿；黑豆补肾填精；粳米益气健脾。本药膳方清热、祛湿、除烦，适用于黄疸、淋证、心烦不眠、目赤肿痛。

≫ 2.栀子蜂蜜汤

①材料：鲜栀子15 g，蜂蜜少许。

②做法：加适量水煎汤，15～20分钟即可。

③功用：栀子清泄肺火；蜂蜜能润肺除燥。本药膳方清肺润燥，适用于肺热或肺部燥热、咳嗽或咯血。

珍　珠

【壮文名】Caw（舌）。

【来源】本品为珍珠贝科动物马氏珍珠贝*Pteria martensii*（Dunker）、蚌科动物三角帆蚌*Hyriopsis cumingii*（Lea）或褶纹冠蚌*Cristaria plicata*（Leach）等双壳类动物受刺激形成的珍珠。

【采集加工】自动物体内取出，洗净，干燥。

【性味与归经】味甘、咸，性寒。归心、肝经。

【功效与主治】壮医　通火路，清热毒，安神定惊，明目，生肌。用于年闹诺（失眠）、狠风（小儿惊风）、癫痫、火眼（急性结膜炎）、口舌生疮、货咽妈（咽痛）、疮疡久不收口。

中医　安神定惊，明目消翳，解毒生肌。用于惊悸失眠、惊风癫痫、目生云翳、疮疡不敛。

【用法用量】多入丸散剂用，0.1～0.3 g。外用适量，研末调敷患处。

【注意事项】无实热者慎用。

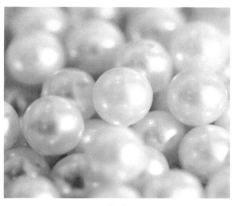

珍珠

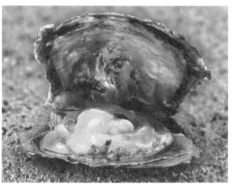

蚌

【药膳方】

》》》 1.珍珠菱角羹

①材料：珍珠粉2 g，菱角100 g，冰糖25 g。

②做法：菱角洗净，煮熟，剁碎；冰糖打碎成屑。珍珠粉、冰糖、菱角一同放入炖锅内，加清水300 mL，以武火烧沸后改文火炖煮25分钟即成。

③功用：珍珠粉安神定惊，解毒生肌；菱角补脾益气，止消渴，缓解皮肤病；冰糖补中益气，和胃润肺。本药膳方除烦止渴、润肤美容，适用于肌肤不润者。

》》》 2.珍珠大枣饮

①材料：珍珠粉2 g，大枣5 g，枸杞子5 g，黄芪10 g，甘草2 g，冰糖15 g。

②做法：将上述材料一起放入炖锅中，加清水适量以武火烧沸后改文火炖煮25分钟即可。

③功用：珍珠粉安神定惊，解毒生肌；大枣、枸杞子补血养气，抗衰老；冰糖补中益气。本药膳方补气血、益颜色，适用于妇女美容润肤。

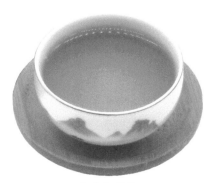

珍珠大枣饮

桂 花

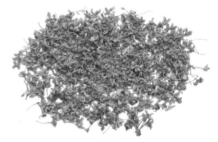

桂花

【来源】本品为木犀科植物木犀*Osmanthus fragrans*（Thunb.）Lour.的干燥花。

【采集加工】9～10月开花时采收，阴干，拣去杂质，密闭贮藏，防止香气走失及受潮发霉。

【性味与归经】味辛，性温。入肺、脾、肾、大肠经。

【功效与主治】化痰，散瘀。用于痰饮喘咳、肠风血痢、疝瘕、牙痛、口臭。

【用法用量】煎服，1.5～3.0 g；或泡茶、浸酒服用。外用适量，煎水含漱；或蒸热外熨。

【注意事项】不宜过量服用。糖尿病、热性体质者禁用。

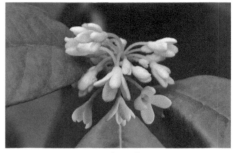

桂花植株

【药膳方】

1.八宝豆腐

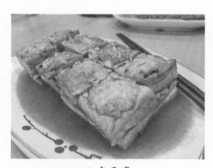

八宝豆腐

①材料：桂花、蘑菇、猪瘦肉、香草、花生仁、瓜子仁、胡桃仁、香油、生抽、蚝油、葱花、食盐各适量，豆腐500 g。

②做法：将豆腐微油略煎，侧面开口形成口袋状，蘑菇摘洗净，将花生仁、瓜子仁、胡桃仁入油中炸透。以上材料粉碎与猪瘦肉混合，加入桂花、生抽、食盐、蚝油、葱花等搅拌均匀，装入豆腐口袋中，上锅烧制即成。

③功用：本药膳方健脾开胃、消食化积，适用于老年人及消化功能不良者。佐膳食用。

2.桂花饼

①材料：桂花30 g，儿茶15 g，诃子7个，甘草1.5 g。

②做法：以上材料研为末，加水调为丸、饼。

③功用：本药膳方清痰降火、止嗽生津，适用于痰火犯肺、咳嗽咳痰、痰少而黏、口渴咽干等症。

3.桂花桂圆酒

①材料：桂花60 g，龙眼肉250 g，白砂糖120 g，白酒2500 mL。

②做法：将龙眼肉、桂花置于容器中，加入白砂糖、白酒，密封浸泡30日，过滤去渣即成。

④功用：本药膳方安神定志、宁心悦颜，适用于神经衰弱、心晕头痛等。

核 桃

【壮文名】Haekdouz（横头）。

【来源】本品为胡桃科植物胡桃*Juglans regia* L.的干燥成熟核果。

【采集加工】秋季果实成熟时采收，除去肉质果皮，干燥。

【性味与归经】味甘，性温。归肾、肺、大肠经。

【功效与主治】壮医 补巧坞（脑），调火路，通谷道、气道。用于体虚智弱、埃病（咳嗽）、墨病（哮喘）、阿意囊（便秘）、遗精、早泄、核尹（腰痛）。

中医 补肾，温肺，润肠。用于腰膝酸软、阳痿遗精、虚寒喘咳、大便秘结。

【用法用量】打碎煎服，6～10 g。

【注意事项】泛油、虫蛀者不可供药用。

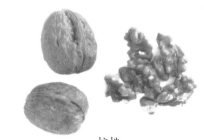

核桃

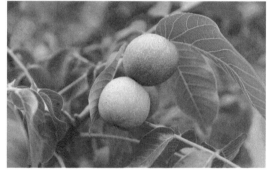

核桃植株

【药膳方】

1.山楂核桃茶

①材料：核桃仁150 g，白砂糖200 g，山楂50 g。

②做法：将核桃仁浸泡、洗净，加适量清水，用石磨磨成浆，装瓶并加适量清水稀释；山楂洗净入锅，加适量清水，以中火煎熬3次，每次20分钟，过滤去渣取浓汁。把锅洗净后置于火上，倒入山楂汁，加入白砂糖搅拌，待溶化后倒入核桃浆，搅拌均匀，烧至微沸出锅服用。每日100～120 mL，分2次或3次服，代茶饮。

③功用：本药膳方益肾补虚，适用于肺虚咳嗽、气喘、肾虚、腰痛、津亏口渴、便干、食积纳差、嗳腐、血滞经少、腹痛等，也可做冠心病、高血压、高脂血症、老年便秘等患者的膳食。

2.核桃枸杞子粥

①材料：核桃仁30 g，枸杞子20 g，粳米100 g，冰糖适量。

②做法：将粳米淘洗干净，与核桃仁、枸杞子一同放入砂锅中，加水1000 mL，以武火烧沸后转文火熬煮成稀粥，加入冰糖，稍煮即成。

③功用：本药膳方益肾、健脾，适用于食少纳减、便溏。

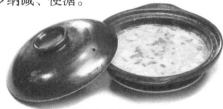

核桃枸杞子粥

凉粉草

【壮文名】Goliengzfaenj（棵凉粉）。

【来源】本品为唇形科植物凉粉草*Mesona chinensis* Benth.的全草。

【采集加工】夏、秋季采收，除去杂质，鲜用或晒干。

【性味与归经】味甘、淡，性凉。归心、胃、肝经。

【功效与主治】壮医　清热毒，除湿毒，调谷道、水道，通龙路。用于中暑、能蚌（黄疸）、发旺（风湿骨痛）、白冻（泄泻）、笨浮（水肿）、肉扭（淋证）。

中医　清热解毒，凉血消暑。用于中暑、糖尿病、黄疸、泄泻、痢疾、高血压、肌肉疼痛、关节疼痛、急性肾炎、风火牙痛、烧烫伤、丹毒、梅毒、漆过敏。

【用法用量】煎服，15～30 g。外用适量，捣敷患处。

【注意事项】体质虚弱、脾胃虚弱者忌服。

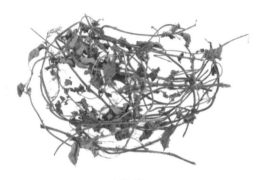

凉粉草

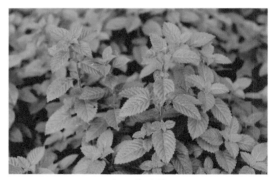

凉粉草植株

【药膳方】

≫ 黑凉粉

①材料：鲜凉粉草500 g，黑糖60 g，食用碱20 g，淀粉1000 g。

②做法：取新鲜凉粉草洗净，加入清水，放入锅中煎熬。待凉粉草汁液全部熬出，锅中水呈墨绿色时，将凉粉草揉搓几遍后滤去草渣。接着继续往锅中加入适量清水，并加入食用碱、淀粉、黑糖，边搅拌边以文火熬煮45分钟。将锅中熬成胶状的液体放入容器中，晾凉后即凝固成凉粉。

③功用：凉粉草清热解暑；淀粉益气生津；黑糖补益气血。本药膳方味甘甜爽口，清热解毒、凉血消暑，适用于中暑、丹毒、高血压等。

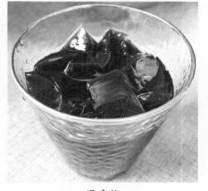

黑凉粉

桑 椹

【壮文名】Lwgnengznuengx（冷娘侬）。

【来源】本品为桑科植物桑*Morus alba* Linn.的干燥成熟果穗。

【采集加工】4～6月果实红褐色时采收，晒干或略蒸后烘干。

【性味与归经】味甘、酸，性寒。归心、肝、肾经。

【功效与主治】壮医 补血虚，补阴虚。用于勒内（血虚）、兰唪（眩晕）、年闹诺（失眠）、毛发早白、啊肉甜（糖尿病）、阿意囊（便秘）、答网（视力下降）。

中医 补血滋阴，生津润燥。用于眩晕耳鸣、心悸失眠、须发早白、津伤口渴、内热消渴、血虚便秘。

【用法用量】煎服，9～15 g。

【注意事项】不能过量服用。脾胃虚寒、便溏腹泻者不宜食用。

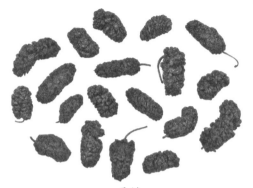

桑椹

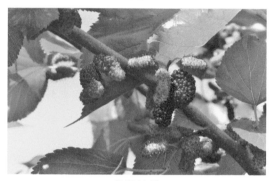

桑椹植株

【药膳方】

1.桑椹粥

①材料：桑椹20～30 g，糯米100 g，冰糖少许。

②做法：先将桑椹浸泡片刻，洗净后与糯米同入砂锅（忌用铁锅），待粥成后加冰糖稍煮即成。可随时食用，也可以每天分2次空腹食，5～7天为一个疗程。

③功用：本药膳方味道独特，糯米含有丰富的蛋白质、糖类、钙、磷、铁、维生素B$_1$及维生素B$_2$、烟酸，补中益气、健脾养胃，再配合桑椹补血滋阴，实乃补肝滋肾、养血明目之佳品，可辅治肝肾血虚引起的头晕、目眩、视力减退、耳鸣、腰膝酸软、须发早白及肠燥便秘。消化不良者慎食。

2.桑椹酒

①材料：桑椹500 g，50度左右白酒1000 mL。

②做法：先将桑椹浸泡片刻，洗净晾干，纳入白酒中密封2个月。

③功用：本药膳方滋阴补血、润肠通便，适用于肠燥便秘、年老体衰、腰膝酸软、头晕耳鸣、须发早白等。

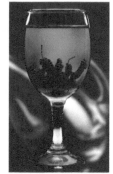

桑葚酒

积雪草

【壮文名】Byaeknok（碰喏）。

【来源】本品为伞形科植物积雪草 *Centella asiatica*（L.）Urb.的全草。

【采集加工】夏、秋季采收，洗净，鲜用或晒干。

【性味与归经】味苦、辛，性寒。归肝、脾、肾经。

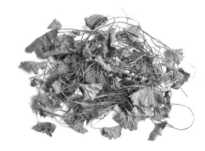

积雪草

【功效与主治】壮医　通龙路、火路，利水道，清热毒，除湿毒。用于能蚌（黄疸）、中暑、贫痧（感冒）、阿意咪（痢疾）、阿意囊（便秘）、肉扭（淋证）、陆裂（咳血）、火眼（急性结膜炎）、货咽妈（咽痛）、呗农（痈疮）。

中医　清热利湿，解毒消肿。用于湿热黄疸、中暑腹泻、砂淋血淋、痈肿疮毒、跌扑损伤。

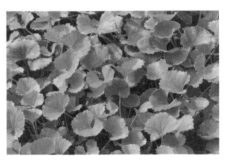

积雪草植株

【用法用量】煎服，15～30 g（鲜品加倍）。

【注意事项】虚寒者不宜服用。

【药膳方】

1.积雪草炒鸡蛋

①材料：鲜积雪草150 g，鸡蛋1个，生姜、食盐、花生油、大蒜各适量。

②做法：将花生油放入锅中加热，然后加入食盐、生姜、大蒜、积雪草，炒熟后加鸡蛋，待鸡蛋熟后即可食用。

③功用：本药膳方清热解毒、凉血、利尿，适用于肝炎、胆囊炎、上呼吸道炎症。

2.积雪草肉末汤

①材料：积雪草（鲜品）100 g，猪瘦肉末50 g，生姜丝、食盐、花生油、葱花各适量。

②做法：将花生油放入锅中加热，放肉末炒香，加

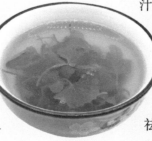

积雪草肉末汤

水1000 mL，煮沸后，放积雪草，加适量食盐、生姜丝、葱花翻炒，煮熟即可食用。

③功用：本药膳方适宜于夏天感暑受热、津液丢失时服用，有预防中暑的效果。

3.生冲积雪草

①材料：鲜积雪草、鲜白茅根、鲜马蹄各500 g。

②做法：将积雪草洗净切碎，捣烂取汁或榨汁；白茅根鲜品榨汁，与马蹄同煮制成茅根马蹄水放至室温。饮时用茅根马蹄水冲积雪草即可。亦可单用积雪草。

③功用：本药膳方清热解毒、祛湿消暑，是岭南地区夏季常见的保健茶饮。

益母草

【壮文名】Ngaihmwnj（埃闷）。

【来源】本品为唇形科植物益母草 *Leonurus japonicus* Houtt.的新鲜或干燥地上部分。

【采集加工】鲜品在春季幼苗期至初夏花前期采割，干品在夏季茎叶茂盛、花未开或初开时采割，切段，晒干。

【性味与归经】味苦、辛，性微寒。归肝、心包、膀胱经。

【功效与主治】壮医　清热毒，通龙路，利水道，调经。用于约京乱（月经不调）、京尹（痛经）、京瑟（闭经）、兵淋嘞（功能性子宫出血）、产后瘀血痛、隆白呆（带下）、产呱忍勒卟叮（产后恶露不尽）、林得叮相（跌打损伤）、肉扭（淋证）、笨浮（水肿）、呗农（痈疮）。

中医　活血调经，利尿消肿，清热解毒。用于月经不调、痛经、经闭、恶露不尽、水肿尿少、疮疡肿毒。

【用法用量】煎服，9～30 g（鲜品12～40 g）。

【注意事项】孕妇禁用。

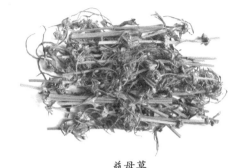

益母草

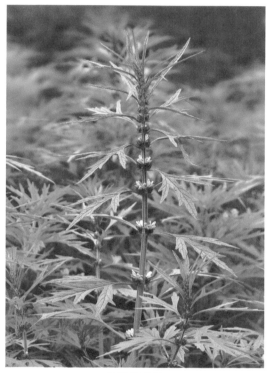

益母草植株

【药膳方】

≫ 1.益母凤尾煲猪脬

①材料：鲜益母草嫩叶60 g，小凤尾叶30 g，猪脬（即小肚）1个，花生油、食盐各适量。

②做法：益母草嫩叶和小凤尾叶洗净切成长5～6厘米的段，猪脬切片，一起放入锅内，加入适量清水，以武火煮沸后改文火煮1.0～1.5小时，可加入花生油、食盐适量调味，出锅后喝汤食肉。

③功用：益母草祛瘀、利尿消肿；凤尾草清热利湿消炎；猪小肚为引经药，亦能利尿。本药膳方适用于前列腺肥大症见小便频数、排尿费力、会阴部胀痛、尿失禁等。

2.益母浆

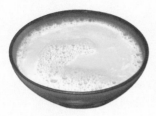

益母浆

①材料：益母草10 g，黄豆20 g。

②做法：益母草加适量水煮30分钟，去渣取汁，与事先泡好的黄豆制成豆浆饮用。

③功用：益母草活血调经，黄豆益气润肌肤，两者配伍补而不腻，尚可行血活血。本药膳方适用于气滞血瘀之月经病。

3.益母草粥

①材料：鲜益母草20 g，粳米120 g，鲜生地黄20 g，荸荠50 g，莲藕50 g，蜂蜜20 g。

②做法：将鲜益母草、鲜生地黄、荸荠、莲藕榨汁。粳米煮成粥后，加入上述诸药汁及蜂蜜，搅拌均匀，继续煮10分钟左右即可。

③功用：益母草清热解毒；生地清热生津，凉血止血；荸荠清热解毒，凉血生津；莲藕清热凉血；粳米益脾胃，除烦渴；蜂蜜和营卫，润脏腑，通三焦，调脾胃。本药膳方清热凉血而不伤胃，适用于烦热口渴、口舌生疮、咽喉肿痛、衄血吐血。

透骨消

【来源】本品为唇形科植物活血丹*Glechoma longituba*（Nakai）Kupr.的全草。

【采集加工】4～5月采收，晒干或鲜用。

【性味与归经】味苦、辛，性凉。归肝、胆、膀胱经。

【功效与主治】祛风除湿，活血止痛，解毒。用于风湿疼痛、筋骨挛缩、阴囊湿疹、疮疡肿毒、跌打损伤。

【用法用量】煎服，6～15 g。

【注意事项】孕妇忌服。

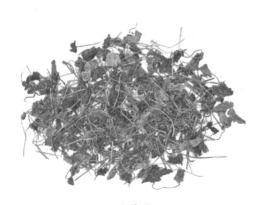

透骨消

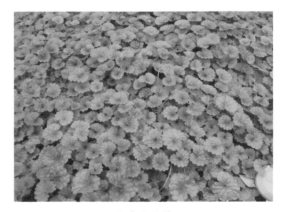

透骨消植株

【药膳方】

》》透骨消炖牛腩

①材料：透骨消3～5 g，牛腩300 g，胡萝卜150 g，料酒、蒜头、葱段、生姜片、食盐、蚝油、花生油、生抽、老抽各适量。

②做法：将牛腩洗净，冷水入锅，加入姜片，以武火煮沸2～3分钟，倒去水，捞出牛腩，用清水冲洗干净，切成块备用。锅洗净，烧热，放入适量花生油、蒜头、生姜片、葱段、食盐和牛腩，以武火爆炒5～10分钟，炒干水后倒入适量的料酒、蚝油、生抽、老抽和透骨消、胡萝卜，爆炒2～3分钟后倒入高压锅中，加适量清水，盖上盖子，以武火煮10～15分钟后改文火炖10～15分钟。待锅下气，拣出透骨消，其他装盘即可。

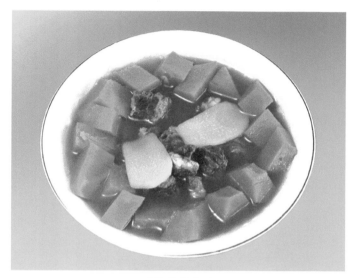

透骨消炖牛腩

③功用：透骨消舒筋活血，散瘀消肿；牛腩补脾胃，益气血，强筋骨。本药膳方味道浓郁香厚，适用于风湿痹痛、筋骨挛缩。

黄　精

【壮文名】Ginghsw（京四）。

【来源】本品为百合科植物滇黄精*Polygonatum kingianum* Coll. et Hemsl.、黄精*Polygonatum sibiricum* Red.或多花黄精*Polygonatum cyrtonema* Hua的干燥根茎。

【采集加工】春、秋季采挖，除去须根，洗净，置沸水中略烫或蒸至透心，干燥。

【性味与归经】味甘，性平。归脾、肺、肾经。

【功效与主治】壮医　补虚，强筋骨。用于肺痨咳血、病后体弱、阴虚内热、发旺（风湿骨痛）、啊肉甜（糖尿病）、高血压。

中医　补气养阴，健脾，润肺，益肾。用于脾胃虚弱、体倦乏力、口干食少、肺虚燥咳、精血不足、内热消渴。

【用法用量】煎服，9～15 g。

【注意事项】中寒泄泻、痰湿痞满气滞者忌服。

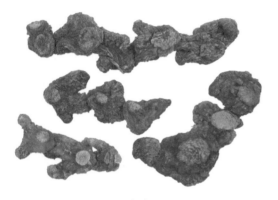

黄精

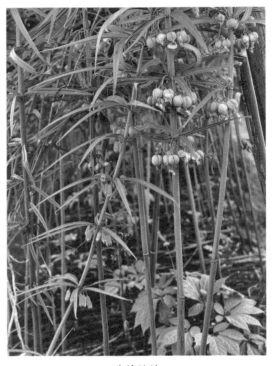

黄精植株

【药膳方】

≫ 1.黄精炖猪肉

①材料：黄精15 g，猪瘦肉150 g，食盐、料酒、葱段、生姜、胡椒粉各适量。

②做法：将猪瘦肉洗净，放入沸水锅中焯去血水，捞出切成块；黄精洗净切片，葱段、姜拍碎。将猪瘦肉、黄精、葱段、生姜、料酒同放入锅中，注入适量清水，以武火烧沸后改文火炖至肉熟烂，拣

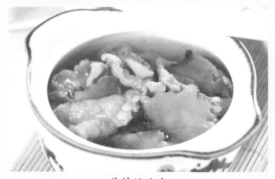

黄精炖猪肉

去葱段、生姜、黄精，加食盐、胡椒粉调味即成。

③功用：本药膳方郁香可口，配用猪瘦肉以补肾养血、滋阴润燥，适用于肾虚精亏、肺胃阴虚、脾胃虚弱、病后体弱、产后血虚。

≫ 2.黄精鸡

①材料：黄精15 g，鸡1只（约1500 g），料酒、食盐、白砂糖、葱段、生姜片各适量。

②做法：将黄精洗净切段；鸡宰杀、去毛，处理干净后，沸水下锅焯去血水，捞出用清水洗净。锅内放鸡、黄精和适量水，加入料酒、食盐、白砂糖、葱段、生姜片，以武火烧沸后改文火炖烧至鸡肉熟烂，拣去黄精、葱段、生姜片，出锅即成。

③功用：本药膳方补中益气、润肺补肾，适用于体倦乏力、虚弱羸瘦、纳呆食少、肺痨咳血、筋骨软弱、风湿疼痛。

3.黄精酒

①材料：黄精、苍术各500 g，侧柏叶、天冬各600 g，枸杞根400 g，糯米1250 g，酒曲1200 g。

②做法：将前5味药捣碎，置大砂锅（如无大砂锅，亦可分数次煎）内，加水煎至1000 mL，待冷备用；再将糯米淘净，蒸煮后沥至半干，倒入干净缸中待冷；然后将药汁倒入缸中，加入酒曲（先研细末搅拌均匀），加盖密封，置保温处。3个月后开封，压去糟，贮瓶备用。

③功用：本药膳方补养脏气、益脾祛湿、润血燥、乌须发、延年益寿，适用于体虚倦乏、饮食减少、头晕目眩、须发早白、失眠寐差等。

黄花蒿

【来源】本品为菊科植物黄花蒿*Artemisia annua* Linn.的全草。

【采集加工】秋季采挖，洗净，鲜用或切段晒干。

【性味与归经】味辛、苦，性凉。归肝、胆经。

【功效与主治】清热截疟，驱风止痒。用于伤暑、疟疾、潮热、小儿惊风、热泻、恶疮疥癣等。

【用法用量】煎服，5～15 g。外用适量，捣敷患处。

【注意事项】虚寒者慎用。

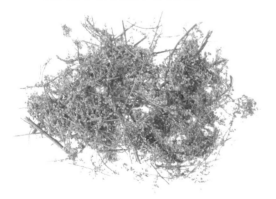

黄花蒿

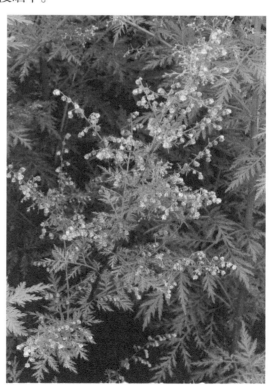

黄花蒿植株

【药膳方】

1.黄花蒿甲鱼汤

①材料：黄花蒿（干品）10 g，干桃花 10 g（鲜花更佳），黄芪10 g，甲鱼（去内脏，留骨头）200 g，蜂蜜适量。

②做法：将前3味药放入砂锅内，加水适量，煎汤，去渣留液，再与甲鱼一同放入砂锅内煎煮，如药液过少，再加适量清水，约煎半小时后，温度略低时加入蜂蜜即可。

③功用：本药膳方滋阴养颜、补血滋润，适用于阴血不足证，症见头晕眼花、双目干涩、五心烦热、潮热盗汗、耳鸣、耳聋等，亦可用于阴虚体质人群、女性更年期等调理。

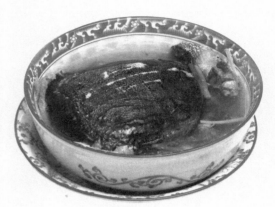

黄花蒿甲鱼汤

2.黄花蒿炒猪肝

①材料：鲜黄花蒿20 g，鲜猪肝200 g，玉兰片20 g，黑木耳10 g，荸荠10 g，食盐、醋、清汤、生抽、湿淀粉、葱末、生姜末、蒜末、花生油、料酒各适量。

②做法：猪肝洗净，切成长4厘米、宽2厘米、厚3毫米左右的片，用湿淀粉、食盐抓匀；荸荠切片，黄花蒿切长2厘米的段，玉兰片切长3厘米、宽1.5厘米、厚2毫米的片，与木耳均用沸水焯过。清汤、生抽、湿淀粉、料酒放入碗内兑成汁。炒锅内放油，中火烧至七成热时，将猪肝逐片放入油内，炸至红色漂起时捞出。原锅内留少量油，放入葱末、生姜末、蒜末，炸出香味时烹入醋，倒入猪肝、玉兰片、荸荠、黄花蒿、木耳，再倒入兑好的汁，翻炒数下即可。

③功用：本药膳方养血清肝、明目乌发，适用于肝血不足、头发稀疏。

3.黄花蒿炒鸡蛋

①材料：鲜黄花蒿100 g，鸡蛋3个，葱末25 g，花生油、料酒、食盐各适量。

②做法：先将鲜黄花蒿放入沸水锅中焯透沥水；鸡蛋3个磕碗中，加食盐搅匀。炒勺置火上，加花生油烧至六成热，放入葱末15 g、鸡蛋液炒熟，装碗内；炒勺再置旺火上，加花生油烧至六成热，加葱末10 g、料酒、黄花蒿、食盐炒约1分钟，放入炒熟的鸡蛋拌匀即可。

③功用：本药膳方滋阴润燥，适用于燥咳声哑、阴虚咳嗽。

黄 皮

【来源】本品为芸香科植物黄皮*Clausena lansium*（Lour.）Skeels的成熟果实。

【采集加工】7～8月果实成熟时采集，鲜用；直接晒干或用食盐腌制后晒干。

【性味与归经】味甘、酸、辛，性微温。归肺、胃经。

【功效与主治】除积止痛，理气化痰。用于食积不化、胸膈满痛、痰饮咳喘。

【用法用量】煎服，15～30 g。

【注意事项】多食动火，易发疮疖。

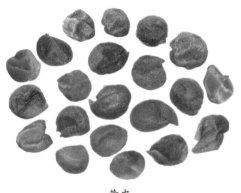

黄皮

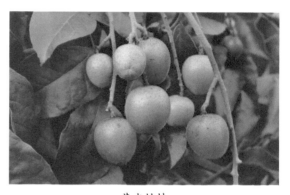

黄皮植株

【药膳方】

1.黄皮蜜饯

①材料：鲜黄皮100 g，白砂糖适量。

②做法：加白砂糖腌渍黄皮，备用。取出部分放在盘子上，撒上白砂糖，放入微波炉中以高火加热5分钟，取出即可食用。

③功用：本药膳方适用于夏天感暑受热者，暑热灼伤津液或湿热熏蒸所致口干口渴、头脑闷热等。此外，还有预防中暑的功效。

2.黄皮瘦肉汤

①材料：黄皮50 g，猪瘦肉200 g，大枣5枚，银杏叶15 g。

②做法：猪瘦肉洗净切片；黄皮洗净，拍扁；大枣洗净，去核；银杏叶洗净，备用。锅内注入适量清水，将所有材料同放入锅内，以文火煲3小时即可。

③功用：本药膳方润肺止咳、清热化痰，适用于热咳、干咳、燥咳，以及伴痰中带血的鼻咽癌患者。

附：山黄皮

【来源】芸香科山黄皮*Clausena dentata*（Willd.）Roem的果实。

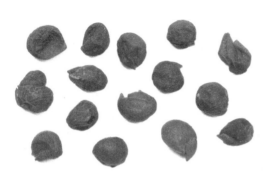

山黄皮

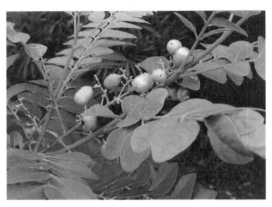

山黄皮植株

【药膳方】

》》山黄皮炖猪脚

①材料：山黄皮80 g，猪脚500 g，陈皮10 g，蜜枣1枚，生姜片适量。

②做法：山黄皮洗净，用刀拍开；陈皮洗净；猪脚洗净。将蜜枣、生姜片、陈皮、山黄皮、猪脚一起放入炖盅里，注入清水没过材料，加盖密封好；将炖盅放入大锅里注入适量的清水，以浸到炖盅一半或以上为宜，盖好盖子炖2小时；取出稍放凉即可食用。

③功用：山黄皮清热、化痰、镇咳，与猪脚一起炖汤，汤色清甜，共奏清肺化痰之功。本药膳方适用于素有肺热伴有咳嗽痰黄而稠厚、反复呼吸道感染者。

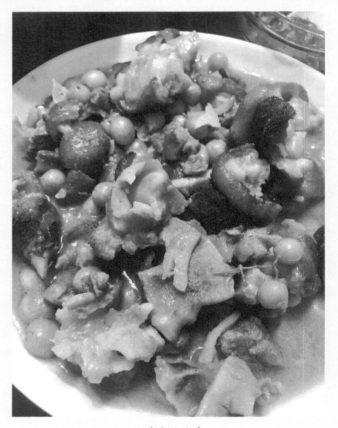

山黄皮炖猪脚

淡竹叶

【壮文名】Gogaekboux（棵坑补）。

【来源】本品为禾本科植物淡竹叶 *Lophatherum gracile* Brongn.的干燥茎叶。

【采集加工】夏季末抽花穗前采割，切段，晒干。

【性味与归经】味甘、淡，性寒。归心、胃、小肠经。

【功效与主治】壮医 清热毒，通水道。用于发得（发热）、肉扭（淋证）、呗叮（疔疮）。

中医 清热泻火，除烦止渴，利尿通淋。用于热病烦渴、小便短赤涩痛、口舌生疮。

【用法用量】煎服，9～15 g。

【注意事项】阴虚火旺、骨蒸潮热者忌用。

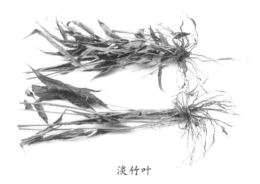

淡竹叶

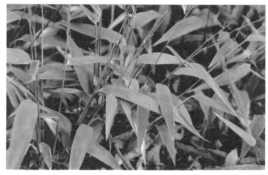

淡竹叶植株

【药膳方】

1.竹叶绿豆粥

①材料：淡竹叶20 g，绿豆30 g，粳米50 g。

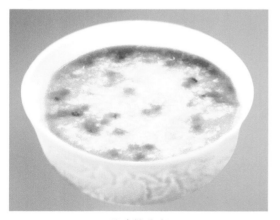

竹叶绿豆粥

②做法：将淡竹叶洗净先浸泡1小时，放入砂锅内，加水700～1000 mL，以武火煮沸后改文火煮30分钟，滤取药汁。把药汁与绿豆、粳米同放入砂锅中，按常法煮粥。

③功用：淡竹叶清泻心胃实火，粳米除烦渴、止泻痢、健脾和中，配以绿豆加强清热解毒的功效。本药膳方适用于心胃湿热引起的目赤肿痛、口腔溃疡、口渴、烦热、热淋涩痛。

2.淡竹叶决明茶

①材料：淡竹叶15 g，山楂8 g，决明子10 g，钩藤10 g，冰糖适量。

②做法：将前4味药浸泡1小时，加水适量煎煮30分钟，滤取药汁，放入少许冰糖即可。

③功用：本药膳方平肝清热、明目止痛，适用于肝阳上亢所致的头痛目胀、眩晕耳鸣、心中烦热、口苦易怒、小便短赤。

猫　豆

【壮文名】Duhmeuz（督秒）。

【来源】本品为豆科植物龙爪黎豆 *Mucuna pruriens*（Linn.）DC. var. *utilis*（Wall. ex Wight）Baker. ex Burck的种子。

【采集加工】秋季果实成熟时采收，取种子，晒干。

【性味与归经】味甘、微苦，性温；有毒。归肾经。

【功效与主治】壮医　通龙路、火路。用于核尹（腰痛）、麻抹（肢体麻木）。

中医　温中益气，补肾健脾。用于腰膝酸痛、手足麻木及嗜酒者酒瘾发作时手抖加剧。

【用法用量】煎服，10～15 g；或煮食。

【注意事项】有毒，不宜久服、多服。孕妇禁用。

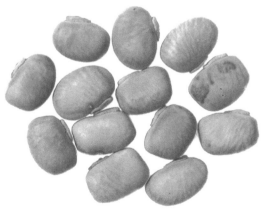

猫豆

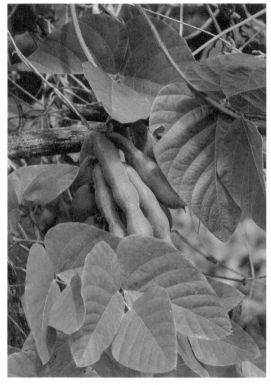

猫豆植株

【药膳方】

1.猫豆炒饭

①材料：猫豆10 g，猪瘦肉50 g，虾仁50 g，香菇20 g，胡萝卜半根，木耳30 g，米饭500 g，生姜丝5 g，食用油、食盐各适量。

②做法：先将猫豆彻底漂洗净，飞水煮透后掰开，用清水浸泡，备用。猪瘦肉、虾仁、香菇、胡萝卜、木耳、生姜丝等材料切丁，锅内加油烧热纳入上述材料翻炒，再加入米饭、食盐充分混合炒匀即可。

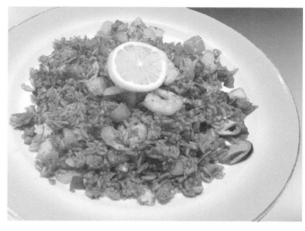

猫豆炒饭

③功用：本药膳方益气健脾、补肾壮阳，适用于肾气不足引起的腰脊酸痛、手足麻木。

2.猫豆猪脑天麻汤

①材料：猫豆10 g，猪脑500 g，天麻10 g，枸杞子10 g，食盐适量。

②做法：先将猫豆彻底漂洗净，飞水煮透后掰开，用清水浸泡，备用；猪脑去除表面的膜和血丝，再用流水洗净，直到没有血水。取猪脑、猫豆、天麻、枸杞子放入砂锅中，加适量水，以武火煮沸后改文火煮1小时左右，加食盐调味即得，喝汤食猪脑。

③功用：猫豆温中益气、补肾健脾，天麻息风止痉、祛风通络，猪脑益虚劳、补骨髓、健脑，枸杞子滋补肝肾。本药膳方滋补肝肾、祛风和络，适用于肝虚型高血压、帕金森病、美尼尔氏综合征、神经衰弱、头晕眼花及脑血管意外致半身不遂等。

假　蒟

【壮文名】Byaekbat（碰办）。

【来源】本品为胡椒科植物假蒟*Piper sarmentosum* Roxb.的地上部分。

【采集加工】全年均可采收，鲜用或阴干。

【性味与归经】味辛，性温。归心、肺、脾经。

【功效与主治】壮医　散寒毒，消肿痛，调谷道、气道。用于胴尹（胃痛）、埃病（咳嗽）、笨浮（水肿）、阿意咪（痢疾）、诺嚎哒（牙周炎）、发旺（风湿骨痛）、林得叮相（跌打损伤）。

中医　祛风散寒，行气止痛，活络，消肿。用于风寒咳喘、风湿痹痛、脘腹胀满、泄泻、痢疾、产后脚肿、跌打损伤。

【用法用量】煎汤，9～15 g。外用适量，捣敷患处。

【注意事项】气弱表虚者忌服，经期、孕期少食用。

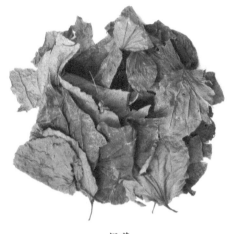

假蒟

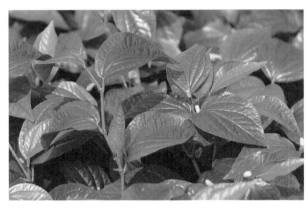

假蒟植株

【药膳方】

≫ 1.凉拌假蒟叶

①材料：鲜假蒟叶400 g，香菜30 g，鱼腥草100 g，醋、食盐、麻油各适量。

②做法：先将鲜假蒟叶沸水焯沥干水分，鱼腥草、香菜洗净切段，三物加入适量醋、食盐、麻油调匀，直接食用。

③功用：本药膳方祛风除湿，适用于风湿骨痛、腰腿酸痛等。

≫ 2.假蒟肉夹

①材料：鲜假蒟叶200 g，猪瘦肉末100 g，鸡蛋2个，淀粉、料酒、生姜末、食用油、食盐调味品各适量。

②做法：假蒟叶洗净备用，将鸡蛋、猪瘦肉末加入调味品后一起搅拌调制肉馅备用，假蒟叶对折加入肉馅入油锅炸熟即可。

③功用：本药膳方温中、行气、祛风、消肿，适用于胃脘虚寒胀痛、腹痛气胀、产后气虚脚肿。

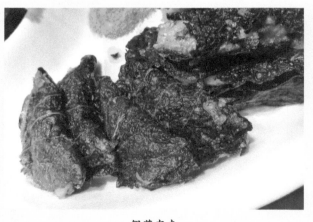

假蒟肉夹

密蒙花

【壮文名】Vamai（华埋）。

【来源】本品为马钱科植物密蒙花 *Buddleja officinalis* Maxim.的干燥花蕾和花序。

【采集加工】春季花未开放时采收，除去杂质，干燥。

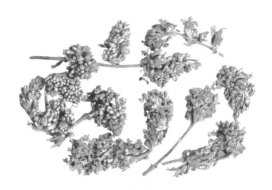

密蒙花

【性味与归经】味甘，性微寒。归肝经。

【功效与主治】壮医 清热毒，明目，退翳。用于火眼（急性结膜炎）、眼生翳膜、视物昏花。

中医 清肝，明目，退翳。用于肝热目赤肿痛、多泪羞明、目昏生翳、肝虚目暗、视物昏花。

【用法用量】煎服，6~10 g。

【注意事项】风寒咳嗽、脾胃虚寒、腹泻者勿服。

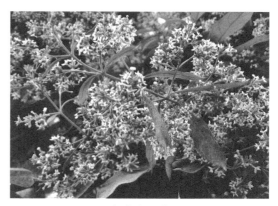

密蒙花植株

【药膳方】

≫ 1.密蒙苦瓜猪肝汤

①材料：密蒙花10 g，苦瓜片200 g，猪肝60 g，生姜片、生抽、花生油、生粉、食盐各适量。

②做法：猪肝洗净后切片装盘，用少量生抽、花生油和生粉腌制 30分钟。锅里放入苦瓜片、生姜片，加适量水以武火煮沸后改文火熬15分钟，然后在汤液中加入腌制好的猪肝煮至刚熟，下食盐调味即可，吃猪肝喝汤。

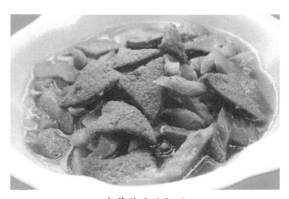

密蒙苦瓜猪肝汤

③功用：密蒙花清肝明目；苦瓜清心明目、除烦降火；猪肝含有丰富的蛋白质、脂肪、微量元素，且能同气相求，养肝血，明睛目。本药膳方味道甘甜，适用于肝血不足、脾气亏虚所致的近视眼、老花眼、畏光流泪、目涩刺痛等。

▶▶ 2.二花五味甜蜜汤

①材料：密蒙花6 g，菊花6 g，五味子6 g，蜂蜜适量。

②做法：五味子入砂锅略炒片刻，加入密蒙花、菊花和清水500 mL左右，以武火煮沸后改文火再煲15分钟，滤出汤汁，根据个人口味冲兑适量蜂蜜即可服用。

③功用：本药膳方味道清香甘甜，清肝明目、敛肺滋肾，适用于长期伏案工作、用眼过度、视物昏蒙者。

番石榴叶

【壮文名】Mbawnimhenj（盟您现）。

【来源】本品为桃金娘科植物番石榴*Psidium guajava* Linn.的叶及带叶嫩枝。

【采集加工】全年均可采收，除去杂质，鲜用或晒干。

【性味与归经】味甘、涩，性平。归大肠经。

【功效与主治】壮医　调谷道，收敛止泻，止血。用于阿意咪（痢疾）、啊肉甜（糖尿病）、能啥能累（湿疹）、诺嚎哒（牙周炎）。

中医　收敛止泻，消炎止血。用于痢疾、腹泻、糖尿病、创伤出血、皮肤湿疹、盗汗、单纯性消化不良泄泻等。

【用法用量】煎服，3～6 g。

【注意事项】热盛泄泻者忌用。

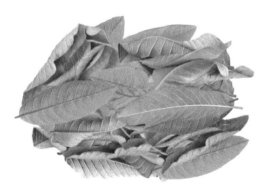
番石榴叶

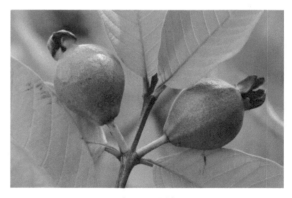
番石榴植株

【药膳方】

▷▷▷ 番石榴叶粳米粥

①材料：鲜番石榴叶50 g，粳米50 g。

②做法：将番石榴叶洗净切碎炒干，和粳米一起煮粥食用。

③功用：本药膳方涩肠止泻，适用于急性胃肠炎、腹泻。

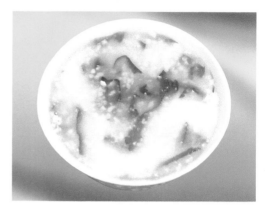

番石榴叶粳米粥

附：番石榴果

【来源】本品为桃金娘科植物番石榴*Psidium guajava* Linn.的果实。

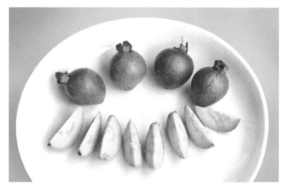

番石榴果

【药膳方】

▷▷▷ 1.拌番石榴果

①材料：番石榴果适量，食用酸辣粉适量。

②做法：将番石榴果洗净切块，用酸辣粉拌匀。

③功用：本药膳方生津可口，适用于高血压、糖尿病、肥胖等人群的日常食养。

▷▷▷ 2.番石榴果汁

①材料：番石榴300 g，冰糖适量。

②做法：番石榴洗净去皮切块，加适量纯净水榨汁后调入冰糖即成。

③功用：本药膳方收敛止泻，适用于肠胃不适、习惯性腹泻、高血压、糖尿病等。

紫苏叶

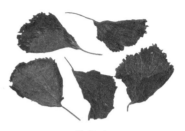

紫苏叶

【壮文名】Mbawswjsuh（盟紫苏）。

【来源】本品为唇形科植物紫苏*Perilla frutescens*（Linn.）Britt.的叶（或带嫩枝）。

【采集加工】夏季枝叶茂盛时采收，除去杂质，鲜用或晒干。

【性味与归经】味辛，性温。归肺、脾经。

【功效与主治】壮医　祛寒毒，通气道，调谷道，化痰，安胎。用于痧病、埃病（咳嗽）、东郎（食滞）、鹿（呕吐）、腊胴尹（腹痛）、白冻（泄泻）、阿意咪（痢疾）、胎动不安、产呱忍勒卟叮（产后恶露不尽）、呗嘻（乳腺炎）。

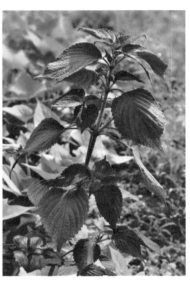

紫苏植株

中医　解表散寒，行气和胃。用于风寒感冒、咳嗽呕恶、妊娠呕吐、误食鱼蟹中毒。

【用法用量】煎服，5～10 g。

【注意事项】温病及气弱者忌服。

【药膳方】

》》　1.紫苏粳米粥

①材料：鲜紫苏叶5 g，粳米30 g。

②做法：紫苏叶洗净切碎备用，粳米洗净煮粥，将成时纳入新鲜紫苏叶碎末，再焖煮半分钟即成。

③功用：紫苏叶解表散寒；粳米温中健脾，助紫苏叶发散在表之寒。本药膳方发汗解表、温中和胃，适用于风寒感冒、恶寒发热、头痛、咳嗽、无汗或恶心呕吐、腹胀、胃痛等。

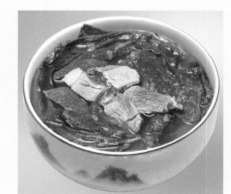

紫苏叶猪肺汤

》》　2.紫苏叶猪肺汤

①材料：紫苏叶60 g，猪肺200 g，猪瘦肉50 g，调味料适量。

②做法：将猪肺用水灌洗多次，清除肺内气沫，

沥干后切成细块。猪肺、猪瘦肉一起放入锅内，以武火煮沸后改文火煮约2小时，将成时纳入紫苏叶，稍煮片刻调味即可。

③功用：紫苏行气和胃；猪肺能补肺。本药膳方润肺滋补、祛痰消燥，对除痰止咳极具疗效，配伍猪瘦肉补虚。亦可用于孕妇妊娠恶阻属气滞呕吐者。

附：紫苏子

【来源】 本品为唇形科植物紫苏*Perilla frutescens*（Linn.） Britt.的种子。

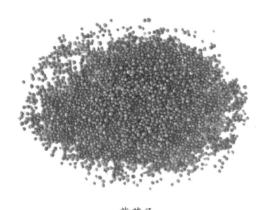
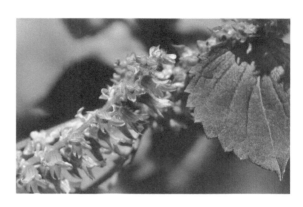

紫苏子

【药膳方】

1.紫苏麻仁粥

①材料：紫苏子10 g，火麻仁15 g，粳米100 g。

②做法：先将紫苏子、火麻仁捣烂，加水研磨，过滤取汁与粳米同煮成粥。做早餐或点心食用。

③功用：紫苏子、火麻仁润肠通便；粳米健脾养胃。本药膳方润肠通便，适用于产妇体虚肠燥、大便干结难解。

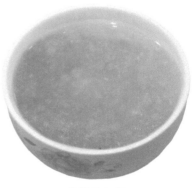

紫苏麻仁粥

2.紫苏子酒

①材料：紫苏子30 g，清酒 1000 mL。

②做法：紫苏子捣碎，以绢袋盛，纳于清酒中浸泡3个月。

③功用：紫苏子降气消痰；清酒可通血脉、养脾气，助紫苏子降气止呕之功。本药膳方顺气利膈，适用于消化不良、呕吐、呃逆等。

葫芦茶

【壮文名】Cazbou（茶煲）。

【来源】本品为豆科植物葫芦茶 *Desmodium triquetrum*（L.）DC.的全株。

【采集加工】夏、秋季采收，洗净切细，晒干。

【性味与归经】味微苦，性凉。归肺、大肠经。

【功效与主治】壮医　通谷道、水道，解热毒，除湿毒。用于贫痧（感冒）、货咽妈（咽痛）、阿意咪（痢疾）、笨浮（水肿）、能蚌（黄疸）、发旺（风湿骨痛）、喯疳（疳积）、尿毒症、妊娠呕吐、滴虫性阴道炎、月经不调、皮肤溃烂、痛风。

中医　清热解毒，利湿退黄，消积杀虫。用于中暑烦渴、感冒发热、咽喉肿痛、肺痛咳血、肾炎、黄疸、泄泻、痢疾、风湿关节痛、小儿疳积、钩虫病、疥疮。

【用法用量】煎服，15～60 g。外用适量，捣汁涂或煎水洗患处。

【注意事项】虚寒者勿长期服用。

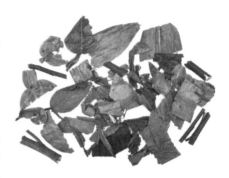

葫芦茶

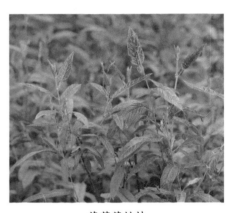

葫芦茶植株

【药膳方】

⟫ 1.葫芦茶瘦肉汤

①材料：葫芦茶50 g，猪瘦肉200 g，陈皮10 g，生姜3片。

②做法：将猪瘦肉洗净，切成小块，放入锅中，加入姜片、陈皮和葫芦茶，以武火煮沸后改文火再慢煲至少2小时。

③功用：本药膳方清热解毒、消积利湿，适用于消化不良、小儿疳积。

⟫ 2.葫芦茶炖猪脚

①材料：葫芦茶30～50 g，猪脚500 g，生姜3片，料酒、食盐各适量。

②做法：将猪脚去毛，剁成小块，放入锅中，加入清水及2汤匙料酒，以武火煮沸，用汤勺撇去浮沫，然后捞出，用凉水洗净，再沥干水分备用。将葫芦茶洗净，与猪脚同放入锅中，加入姜片，以武火煮沸后改文火再慢煲至少2小时，加入食盐适量调味即可。

③功用：本药膳方健脾利湿、通络，适用于风湿性关节炎。

⨠⨠ 3.葫芦茶煎

①材料：葫芦茶（干品）30 g，红糖适量。

②做法：葫芦茶水煎去渣取汁，加入红糖搅拌均匀。

③功用：本药膳方温脾和胃、降逆止呕，适用于胃寒型轻度妊娠恶阻。

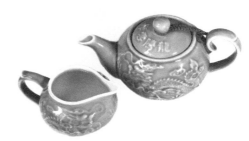

葫芦茶煎

蒲公英

【壮文名】Golinzgaeq（棵凛给）。

【来源】本品为菊科植物蒲公英 *Taraxacum mongolicum* Hand.–Mazz.、碱地蒲公英 *Taraxacum borealisinense* Kitam 或同属数种植物的全草。

【采集加工】春、夏、秋季花初开时采收，除去杂质，洗净，切断，鲜用或晒干。

【性味与归经】味苦、甘，性寒。归肝、胃经。

【功效与主治】壮医 清热毒，除湿毒，调谷道。用于货咽妈（咽痛）、钵农（肺痈）、兵西弓（肠痈）、能蚌（黄疸）、肉扭（淋证）、火眼（急性结膜炎）、胴尹（胃痛）、呗叮（疔疮）、呗嘻（乳腺炎）、呗奴（瘰疬）。

中医 清热解毒，消肿散结，利尿通淋。用于疔疮肿毒、乳痈、瘰疬、目赤、咽痛、肺痈、肠痈、湿热黄疸、热淋涩痛。

【用法用量】煎服，9～15 g。外用鲜品适量，捣敷或熏洗患处。

【注意事项】用量过大可致缓泻。

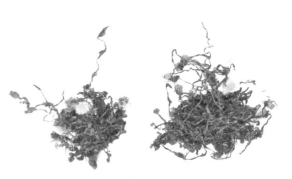

蒲公英

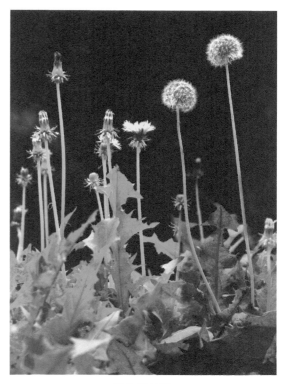

蒲公英植株

【药膳方】

1.凉拌蒲公英

①材料：鲜蒲公英500 g，蒜泥、食盐、生抽和香油各适量。

②做法：将蒲公英去除杂质洗净，放入沸水里焯一下，捞出放入冷水里冷却，然后捞出挤干水分，切段放入盘里，加入蒜泥、食盐、少许生抽和香油调味，拌匀后即可食用。

③功用：本药膳方清热解毒，不仅有杀菌的作用，还能增强人体免疫力，提高人体抗病防病能力。

2.蒲银茶

①材料：蒲公英、金银花各30 g，白砂糖适量。

②做法：将蒲公英、金银花洗净、沥干，放入砂锅，倒入清水至盖满材料，以武火煮沸后改用文火煮20分钟。在煮的过程中，需经常搅拌，以免黏锅。起锅前，加入少量白砂糖调味，去渣取汁当茶饮。

③功用：本药膳方清热解毒、消暑、助消化。

3.蒲公英窝窝头

①材料：蒲公英100 g，玉米粉200 g，中筋面粉100 g，泡打粉3 g。

②做法：蒲公英洗净焯水后切碎备用；玉米粉、中筋面粉混合后再加入泡打粉和适量温水和成面团，醒15～20分钟。取适量大小的面团捏成圆球状，再稍稍搓长，用大拇指在一端捏成窝窝头的形状，放进笼屉里。锅里加水，以武火蒸，至水温热后将窝窝头放入锅内，蒸10分钟即可出锅。

③功用：本药膳方清热解毒、消痈散结，适用于糖尿病并发皮肤感染。此外，该药膳方还有润泽皮肤、提高人体免疫力的作用，健康人群也可以食用。

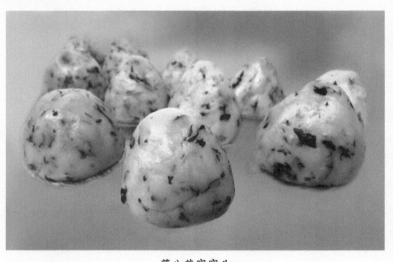

蒲公英窝窝头

鼠曲草

【来源】本品为菊科植物鼠曲草 *Gnaphalium affine* D.Don的全草。

【采集加工】春、夏季花开时采收，去尽杂质，鲜用或晒干。

【性味与归经】味甘、微酸，性平。归肺经。

【功效与主治】化痰止咳，祛风除湿，解毒。用于咳喘痰多、风湿痹痛、泄泻、水肿、蚕豆病、赤白带下、痈肿疔疮、阴囊湿痒、荨麻疹、高血压。

【用法用量】煎服，6～15 g；或研末、浸酒。外用适量，煎水洗或捣敷患处。

【注意事项】过食损目。

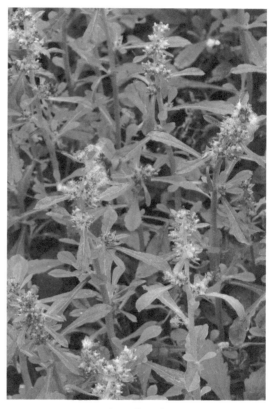

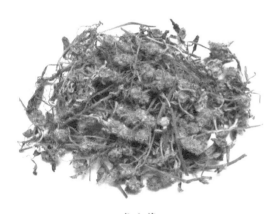

鼠曲草　　　　　　　　　　　鼠曲草植株

【药膳方】

>>> 1.鼠曲草粑粑

①材料：鲜鼠曲草嫩叶500 g，糯米粉500 g，白砂糖200 g，花生仁100 g，黑芝麻100 g，茶油适量，芭蕉叶剪成小块若干片。

②做法：将鼠曲草洗净至软，加适量水打碎，然后分次倒入糯米粉中，搅拌均匀至糯米粉团软硬合适即可；花生仁、黑芝麻炒香研碎。取适量糯米粉团揉成小团圆状，中心放入花生仁、黑芝麻、白砂糖碎末，封口揉团，外

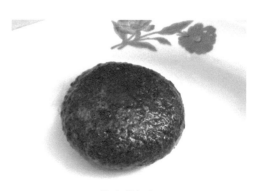

鼠曲草粑粑

皮抹上少许茶油，放在芭蕉叶上，上锅蒸熟即可食用。

③功用：本药膳方滋润肺阴，化痰止咳、平喘，健脾胃，调中益气。适用于痰多喘咳、胃寒、气虚。孕妇或经期慎食。

2.鼠曲草猪肺汤

①材料：鲜鼠曲草嫩叶200 g，猪肺200 g，生姜丝、食用油、食盐各适量。

②做法：将猪肺焯水后挤压泡沫，切小块，洗净，沥干血水；鼠曲草焯水至软，浸泡20分钟后沥干。以武火烧锅，放入猪肺炒干水，下油、生姜丝、食盐爆炒5分钟，加入适量清水煮沸后再加入鼠曲草，调文火煮15分钟即停火，出锅，食肉喝汤。

③功用：本药膳方养阴润肺、化痰止咳，适用于慢性支气管炎、肺气肿、咳嗽气喘等。

薄　荷

【壮文名】Gobozhoz（棵薄荷）。

【来源】本品为唇形科植物薄荷*Mentha Canadensis* Linn.的地上部分。

【采集加工】夏、秋季茎叶茂盛或花开至三轮时，选晴天，分次采割，阴干备用；鲜品随时可采。

【性味与归经】味辛，性凉。归肺、肝经。

【功效与主治】壮医　祛风毒，清热毒。用于痧病、邦印（痛证）、货咽妈（咽痛）、笃麻（麻疹）、麦蛮（风疹）。

中医　疏散风热，清利头目，利咽，透疹解毒，疏肝解郁。用于外感风热及温病初起的发热、头痛、咽痛，头痛目赤，麻疹初起透发不畅，风疹瘙痒，肝气郁结引起的胸闷、胁痛。

【用法用量】煎服，3～6 g（后下）。

【注意事项】孕妇忌服。

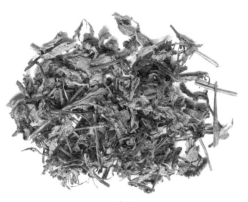

薄荷

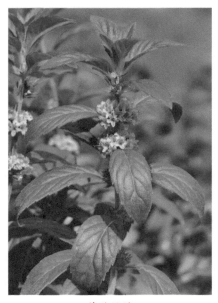

薄荷植株

【药膳方】

1.薄荷粥

①材料：薄荷10 g（鲜品30 g），大米50 g，调味品适量。

②做法：先将薄荷洗净放入锅内，加清水适量，浸泡5～10分钟，水煮沸数分钟，去渣取汁；再将大米放入锅中加水煮粥，待粥熟时加入薄荷汁，再煮二三沸，加入调味品即可。

③功用：本药膳方疏散风热、清利头目、解表透疹，适用于风热感冒、痘疹初起患者。

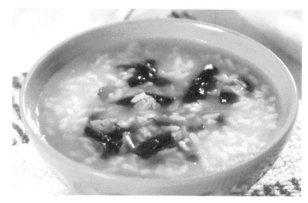

薄荷粥

2.薄荷酱小羊排

①材料：薄荷叶10 g，小羊排250 g，面粉30 g，红酒、食盐、胡椒粉、食用油各适量。

②做法：薄荷叶洗净切碎备用。将羊排切好抹上红酒，再轻抹上一层薄薄的面粉，放入薄油的热锅，用中火至大火煎，煎好的一面趁热撒上少许的食盐和胡椒粉，另一面煎好后也做同样处理。羊排煎完后锅里会有一些渗出的羊油和肉汁，这些留用做酱汁。把火关小，再把薄荷叶碎倒入锅中加入少许水煮成酱汁，加入适量食盐即可。

③功用：羊肉补体虚，祛寒冷，温补气血；薄荷清热解毒。本药膳方补体虚、温补气血、提神醒脑，适用于免疫力低下、体虚乏力、肠胃功能差、精神倦怠者。

3.青柠薄荷饮

①材料：薄荷5 g（鲜品10 g），青柠檬1个，蜂蜜适量。

②做法：薄荷洗净放入杯中，加入70～80 ℃水浸泡5分钟，待其稍微冷却后，挤入柠檬汁，加入少许蜂蜜拌匀即可。

③功用：本药膳方是一款夏季清凉饮品，消暑清热，适用于风热感冒轻症或温病初起。

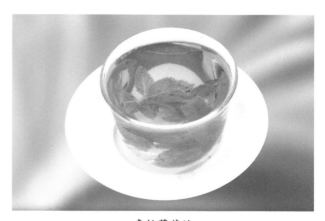

青柠薄荷饮

下　编

瑶族药膳
本草

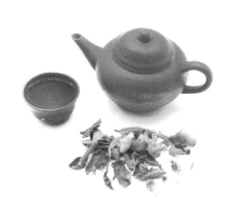

一点红

【来源】本品为菊科植物一点红*Emilia sonchifolia*（L.）DC.的全草。

【采集加工】夏、秋季采挖，鲜用或切段干燥。

【性味与归经】味微苦，性凉。归肺、胃经。

【功效与主治】清热解毒，利尿。用于泄泻、痢疾、尿路感染、上呼吸道感染、结膜炎、口腔溃疡、疮痈。

【用法用量】煎服，15～30 g（鲜品30～60 g）。外用鲜品适量，捣敷患处。

【注意事项】孕妇慎用。

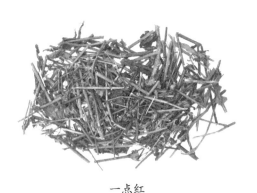

一点红

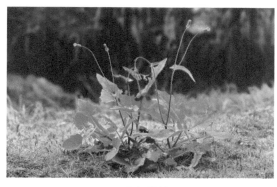

一点红植株

【药膳方】

》》1.一点红汤炒瘦肉

①材料：鲜一点红30 g，鲜车前草15 g，猪瘦肉50 g，生姜片、食用油、食盐各适量。

②做法：猪瘦肉切片，放入少量生姜片、食用油、食盐腌30分钟左右；一点红、车前草洗净切段。以武火将锅烧热，倒入猪瘦肉炒至半熟，加入适量清水，待煮沸后放入一点红、车前草，再用文火煮10分钟左右，加入油、食盐调味便可出锅。

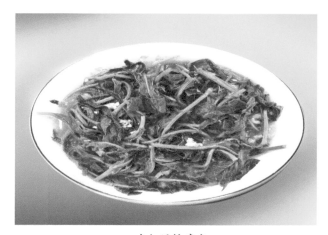

一点红汤炒瘦肉

③功用：一点红清热、消炎利尿；车前草利水渗湿；瘦猪肉益气。本药膳方适用于尿频、尿急、尿痛血尿、恶心、呕吐及泌尿系统感染引起的膀胱区或会阴部不适。

2.一点红梨羹

①材料：鲜一点红30 g，雪梨1个，冰糖15 g。

②做法：一点红洗净切碎，雪梨洗净切丁，一起放入锅内，加入适量清水，再加入冰糖调匀，以武火煮沸后改文火熬1～2小时，至汤汁浓稠成羹即可。

③功用：一点红清热、解毒、消肿；雪梨润肺清燥；冰糖生津止渴、润肺、清热除火、解毒。本药膳方适用于心烦、口干口苦、咽喉肿痛。

一身保暖

【瑶药名】保暖风。

【来源】本品为瑞香科植物结香*Edgeworthia chrysantha* Lindl.的全株。

【采集加工】全年均可采收，除去杂质，洗净，切片，晒干。

【性味与归经】味甘，性温。归肝、肾经。

【功效与主治】瑶医　舒筋活络，益肝补肾，健脾补血，消肿散寒。用于播冲（跌打损伤）、崩闭闷（风湿性关节炎、类风湿性关节炎）、望胆篮虷（黄疸型肝炎）、娄精（遗精）、辣给闷（痛经）、藏紧邦（崩漏）、辣给昧对（月经不调、闭经）、荣古瓦别带病（产后恶露不尽）、荣古瓦流心黑（产后虚弱）、本藏（贫血）、醒蕹（水肿）、哈鲁（哮喘）、谷阿惊崩（小儿惊风）、扁免崩（偏瘫）、碰脑（骨折）。

中医　舒筋络，益肝肾。用于跌打损伤、风湿痹痛、夜盲症、小儿抽筋。

【用法用量】煎服，9～15 g（花6～9 g）。外用适量，捣敷患处。

【注意事项】孕妇慎用。

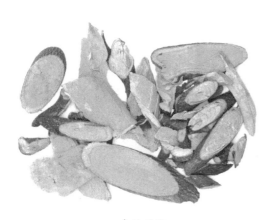

一身保暖根

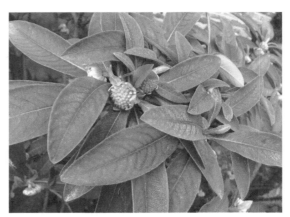

一身保暖植株

【药膳方】

1.保暖甲鱼汤

①材料：一身保暖根15 g，黄花倒水莲20 g，甲鱼1只，山药30 g，龙眼肉15 g，大枣10 g，生姜3片，料酒2小勺，白胡椒粉1小勺，食盐适量。

②做法：甲鱼洗净斩块，放入锅中，加入适量清水、食盐、料酒，开火焯烫，去除血水和杂质，并撕去甲鱼外壳最表层的黑皮污膜后，再次放入凉水中去除表面浮沫；取锅加入清水，将焯烫好的甲鱼肉入锅，加入姜片、料酒和白胡椒粉去腥，盖上锅盖，以武火煮沸后转文火煲30分钟，将一身保暖根、黄花倒水莲、山药、龙眼肉、大枣放入锅中继续煲40分钟，出锅前加入少量食盐调味即可。

③功用：一身保暖、甲鱼滋阴补肾；黄花倒水莲补益气血、健脾利湿、活血调经；山药健脾益胃、滋补肾阴；桂圆安心宁神、补血养气。本药膳方适用于肾阴不足之早泄、梦遗或月经不调。

2.黄芪保暖羊肉汤

①材料：一身保暖30 g，黄芪30 g，羊肉200 g，生姜15 g，葱白25 g，食盐、味精、料酒各适量，花椒10粒。

②做法：一身保暖洗净后放入砂锅中水煎，去渣取汁；羊肉洗净后放入沸水中煮5分钟，捞出切成小条；生姜洗净切片；葱白切段。取锅置旺火上，加清水适量，放入羊肉、黄芪煮沸，再放入姜、葱、花椒及料酒2匙，用中火煮30分钟，加入一身保暖药汁，以文火慢煨至肉烂，加入食盐、味精少许即成。

③功用：本药膳方祛风湿、活络止痛，适用于风湿痹痛、四肢酸麻、腰膝无力等。

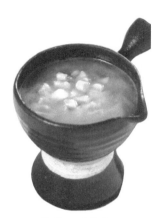

黄芪保暖羊肉汤

附：结香花

【来源】 本品为瑞香科植物结香 *Edgeworthia chrysantha* Lindl.的花蕾。

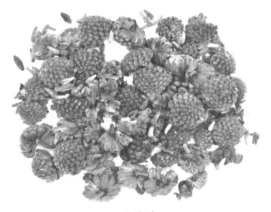

结香花

【药膳方】

▶▶ 结香花饮

①材料：结香花10~15g。

②做法：结香花用沸水冲泡，去渣饮茶。

③功用：本药膳方安神、舒筋活络、消炎止痛，适用于心烦不得眠以及肝阳偏亢高血压轻症。

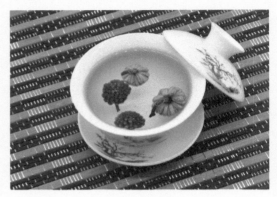

结香花饮

八角茴香

【来源】本品为木兰科植物八角茴香*Illicium verum* Hook. f. 的干燥成熟果实。

【采集加工】秋、冬季果实由绿色变黄色时采摘，置沸水中略烫后干燥或直接干燥。

【性味与归经】味辛，性温。归肝、肾、脾、胃经。

【功效与主治】温阳散寒，理气止痛。用于寒疝腹痛、肾虚腰痛、胃寒呕吐、脘腹冷痛。

【用法用量】煎服，3~6g。外用适量，捣敷患处。

【注意事项】孕妇忌服。

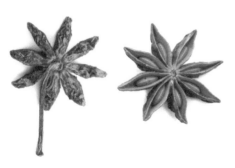

八角茴香

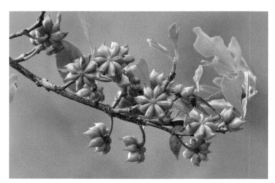

八角茴香植株

【药膳方】

1.四神腰花

①材料：八角茴香10 g，羊肾1对，补骨脂10 g，肉豆蔻10 g，花椒10 g，食盐适量。

②做法：将羊肾去筋膜，切块划细花，与其余四味药加水适量煮半小时后，放食盐少许，再煮10分钟即可出锅。

③功用：羊肾壮腰补肾；补骨脂、肉豆蔻补肾固肠止泻；花椒、八角茴香祛腥温脾。本药膳方适用于脾肾阳虚证。

2.八角茶鸡蛋

①材料：八角茴香5 g，鸡蛋20个，茶叶5 g，花椒2 g，黄酒5 g，生抽100 g。

②做法：将鸡蛋放入砂锅中煮至八成熟时捞出，轻敲蛋破壳；花椒、八角茴香洗净，连同茶叶用洁净的纱布裹好。鸡蛋放入砂锅中，然后加入香料包和适量黄酒、生抽，再加入适量开水，用武火煮约1小时待蛋壳呈茶褐色时即可食用。

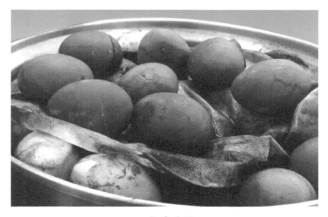

八角茶鸡蛋

③功用：八角茴香、花椒温中散寒，健脾止呕。本药膳方适用于脾胃虚寒、食欲不振者，亦可用于肠胃功能紊乱者。

三 加

【瑶药名】九季风。

【来源】本品为五加科植物白簕*Eleutherococcus trifoliatus*（L.）S. Y. Hu的干燥根及茎、叶。

【采集加工】全年均可采收，除去泥沙杂质，晒干。

【性味与归经】味苦、辛，性凉。归肺、脾、肝经。

【功效与主治】瑶医　舒筋活络，祛风利湿，平喘止咳。用于泵黑怒哈（肺虚咳嗽）、百内虾（百日咳）、崩闭闷（风湿性关节炎、类风湿性关节）、望胆（黄疸）、别带病（带下病）、月窖桨辣贝（结石）、辣给昧对（月经不调、闭经）、播冲（跌打损伤）、碰脑（骨折）。

中医　清热解毒，祛风利湿，舒筋活血。用于感冒发热、咳痰带血、风湿性关节炎、黄疸、白带过多、月经不调、百日咳、尿路结石、跌打损伤、疖肿疮疡。

【用法用量】煎服，10～30 g。外用适量，或煎水洗患处，或研末调敷患处，或捣敷患处。

【注意事项】孕妇忌服。

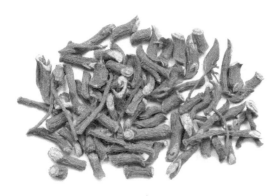

三加

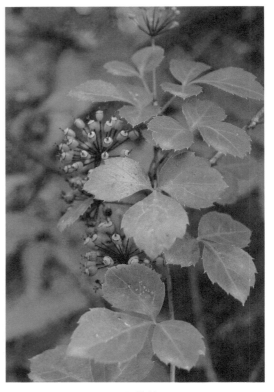

三加植株

【药膳方】

➤➤➤ 1.三加猪肝酿

①材料：鲜三加嫩叶150 g，猪肝200 g，青椒适量，鸡仔莲新鲜嫩叶50 g，茶油、菜籽油、生姜丝、葱花、食盐各适量。

②做法：青椒洗净掏空籽，备用；将猪肝洗净搅碎，拌适量茶油，加生姜丝、食盐腌15分钟；三加嫩叶、鸡仔莲嫩叶焯沸水沥干。将猪肝、三加嫩叶、鸡仔莲嫩叶塞入青椒内，往锅中倒入适量的菜籽油，待油熟烫之后放入青椒，煎熟即可。

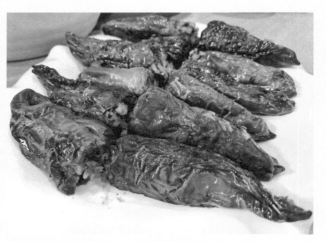

三加猪肝酿

③功用：三加叶配猪肝、鸡仔莲叶，益补肝肾，清肝明目，可促进肝肾气血循环，调节脏腑新陈代谢，提高机体免疫力。本药膳方适用于肝肾不足、气血两虚、久病体弱。

2.三加煲猪尾巴

①材料：三加根200 g，猪尾巴1条，食盐适量。

②做法：猪尾巴洗净切块，三加根洗净切段，一起放入砂锅内，加入适量清水，以武火煮沸后改文火煲1小时。出锅后加入适量食盐调味，去渣食肉喝汤。

③功用：本药膳方祛风湿、强筋骨，适用于风湿性关节炎、腰腿疼痛。

山茶油

【来源】本品为山茶科植物油茶*Camellia oleifera* Abel或小叶油茶*Camellia meiocarpa* Hums.的成熟种子用压榨法得到的脂肪油。

【采集加工】秋季果实成熟时采收种子，榨取油。

【性味与归经】味甘、辛，性凉。归肺、大肠经。

【功效与主治】化湿解毒，润肠通便，补虚明目，凉血止血。用于痰湿内阻、肝肾亏虚、肠燥便秘、肠道寄生虫、疖癣、烧烫伤等，亦可用于痰湿体质、湿热体质人群的日常食养。

【用法用量】单服或佐餐，每日40 mL。外用适量，涂敷患处。

【注意事项】脾胃虚弱者慎生用。

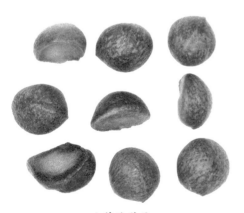

山茶油种子

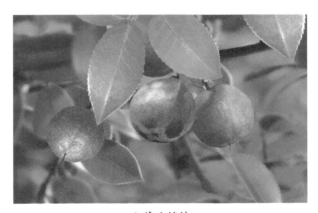

山茶油植株

【药膳方】

山茶油炒鸡

①材料：山茶油25 mL，带骨鸡肉500 g，葱段、生抽、生姜片、蒜末、八角茴香、干辣椒、料酒、花椒、食盐各适量。

②做法：鸡肉洗净切块，加入适量的葱段、生姜片、花椒、小茴香、食盐和料酒腌制20分钟备用。净锅加入山茶油烧热，放入生姜片、蒜末、干辣椒、花椒等炒香，放入腌制好的鸡块，不断翻炒均匀，可酌情加适量水，炒至鸡肉熟时，即可盛盘食用。

③功用：本药膳方味道鲜香，肉嫩滑、无腥味，具有补虚耐劳的功效，适用于年老体弱、慢性病人群的日常食用。

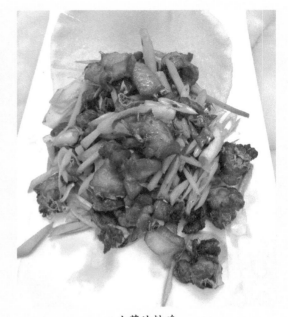

山茶油炒鸡

土党参

【来源】本品为桔梗科植物大花金钱豹*Campanumoea javanica* Bl. subsp. javanica或金钱豹*Campanumoea javanica* Bl.的根。

【采集加工】秋季采挖，洗净，晒干。

【性味与归经】味甘，性平。归脾、肺经。

【功效与主治】补中益气，润肺生津，通乳。用于虚劳内伤、气虚乏力、心悸、多汗、泄泻、白带异常、乳汁稀少、小儿疳积、遗尿、咳嗽。

【用法用量】煎服，15～30 g。外用鲜品适量，捣敷患处。

【注意事项】不宜与藜芦同用。

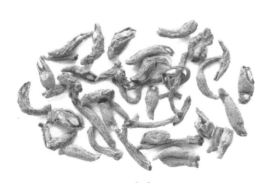

土党参

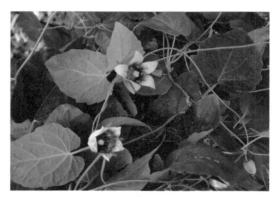

土党参植株

【药膳方】

1.土党参炖猪脚

①材料：土党参片5～10 g，猪脚半只，蜜枣10枚，料酒、食盐、花生油、生姜片、生抽、老抽、葱花、白砂糖、蒜各适量。

②做法：先将猪脚洗净切块，放入锅中，加入清水、生姜片，煮沸2～3分钟，捞出，用清水冲洗干净，沥干水分备用。锅洗净，烧热，放入适量的花生油、葱花、生姜片、蒜、土党参片、料酒和猪脚，爆炒3～5分钟，加入适量的食盐、老抽、生抽和白砂糖，将猪脚炒至微黄，倒入炖盅中，加入蜜枣、小半碗水，盖上盅盖。高压锅放入两大碗水，放入三脚蒸架

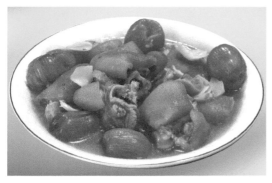

土党参炖猪脚

和炖盅，上盖，用武火煮，待高压锅上气，改用文火煲20～30分钟，关火待高压锅下气，拿出炖盅，开盖，撒上葱花和香菜即可。

③功用：猪脚强壮筋骨、催乳；土党参补益中气、润肺止咳、下乳。本药膳方肥而不腻，味道鲜美，适用于虚劳内伤、气虚乏力、心悸、多汗、泄泻、白带异常、乳汁稀少、小儿疳积、遗尿、咳嗽等。

2.土党参乌鸡汤

①材料：土党参片5～10 g，乌鸡1只，大枣2～3枚，生姜片、食盐、黄酒各适量。

②做法：将乌鸡去毛及肠杂，洗净，整只放入瓦煲中，再放入洗净的土党参片、大枣及适量的生姜片、食盐、黄酒、清水，用武火煮沸5～10分钟，撇去浮沫，改用文火炖煮30～60分钟，加食盐调味即可。

③功用：乌鸡补人之精气血，大枣补脾胃、益气血，土党参补益中气、补肺止咳、下乳。本药膳方味道爽滑可口，适用于虚劳内伤、气虚乏力、心悸、多汗、乳汁稀少、小儿疳积、遗尿、咳嗽等。

千斤拔

【瑶药名】地钻。

【来源】本品为豆科植物蔓性千斤拔 *Flemingia philippinensis* Merr. et Rolfe 或大叶千斤拔 *Flemingia macrophylla* （Willd.）Prain 的干燥根。

【采集加工】秋季采挖，洗净，晒干。

【性味与归经】味甘、微涩，性平。归肺、肾、膀胱经。

【功效与主治】瑶医　强筋壮骨，壮腰补肾，助阳道，健脾消食，祛风除湿。用于崩

闭闷（风湿性关节炎、类风湿性关节炎）、改闷（腰痛、腰肌劳损）、扁免崩（偏瘫）、醒蕹（水肿）、泵黑怒哈（肺虚咳嗽）、哈紧（支气管炎）、尼椎虷（肾炎）、谷阿强拱（小儿疳积）、谷瓦卜断（子宫脱垂）、布端（胃下垂）、盖昧严（阳痿）、娄精（遗精）、别带病（带下病）。

中医　祛风利湿，消瘀解毒。用于风湿痹痛、腰腿痛、腰肌劳损、带下病、慢性肾炎、痈肿、喉蛾、跌打损伤。

【用法用量】煎服，15～30 g。外用适量，磨汁涂或研末调敷患处。

【注意事项】孕妇慎服。

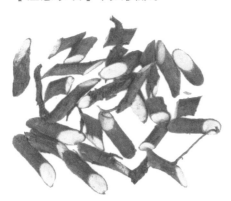

千斤拔

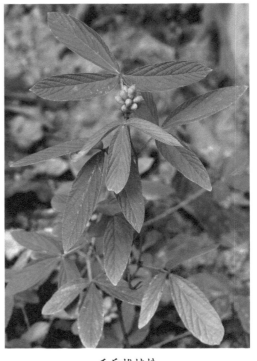

千斤拔植株

【药膳方】

≫ 1.千斤拔牛骨汤

①材料：千斤拔50 g，牛骨500 g，蜜枣3枚，生姜5片，食盐少许。

②做法：牛骨、千斤拔洗净，牛骨飞水备用。将所有食材放入砂锅中，加水没过食材，以武火煮沸后改文火炖3小时，加适量食盐调味即可。

③功用：本药膳方舒筋活络、强健筋骨，适用于腰肌劳损、腰腿痛等腰及下肢痹症。

≫ 2.千斤拔肉丸汤

①材料：千斤拔100 g，猪瘦肉100 g，鸡蛋2个，大枣10枚，春根藤60 g，调味品适量。

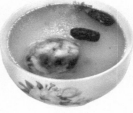

千斤拔肉丸汤

②做法：千斤拔和春根藤洗净切碎，纳入布包，加水煮40分钟。猪瘦肉打碎成末加入鸡蛋、调味品后制成肉丸，与药汁以文火共煲1小时即成。

③功用：本药膳方强筋健骨，适用于风湿痹症日久、肝肾俱虚之下肢酸软，或产后气血两虚之下肢痿软无力，或中风后遗之步履困难、双膝酸软乏力。

山 姜

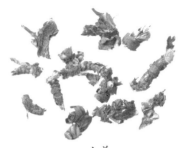

山姜

【瑶药名】来角风。

【来源】本品为姜科植物山姜Alpinia japonica（Thunb.）Miq.和华山姜Alpinia chinensis（Retz.）Rosc.的根状茎及种子。

【采集加工】根状茎全年均可采挖，洗净，切段，干燥或鲜用；种子秋、冬季采摘，除去杂质，阴干。

【性味与归经】味辛、微苦，性温。归肺、胃经。

【功效与主治】瑶医　温经健脾，祛风散寒，消肿止痛。用于哈轮（感冒）、卡西闷（胃痛、腹痛）、撸藏（吐血）、辣给昧对（月经不调、闭经）、面黑布神蕹（营养不良性浮肿）、荣古瓦崩（产后风）、播冲（跌打损伤）。

中医　温中行气，消肿止痛。用于腹痛泄泻、胃脘痛、食滞腹胀、风湿痹痛、跌打损伤。

【用法用量】煎服，3～6 g。外用适量，捣敷、捣烂调酒搽或煎水洗患处。

【注意事项】阴虚血燥者慎用。

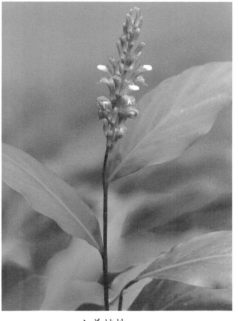

山姜植株

【药膳方】

▷▷ 山姜炖鸡爪

①材料：山姜6 g，鸡爪200 g，冰糖、辣椒、花椒、生姜丝、生抽、食盐、黄酒各适量。

②做法：将鸡爪的指甲剁掉，然后放水里煮10分钟左右，捞出沥干备用。锅里放油，加花椒炸至有香味出来后滤掉花椒，然后放冰糖，等糖化开后加入鸡爪、生抽翻炒一下，再加水、山姜、生姜丝、辣椒、食盐，以武火煮沸后改文火煮1小时左右即可，加葱花佐餐食用。

③功用：鸡爪性味甘平，具有软化血管、美容的功效，配合辛温之山姜，实乃温胃止痛、散寒除湿之佳

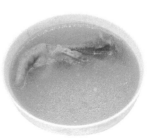

山姜炖鸡爪

品。本药膳方味道芳香独特，适用于脾肾两虚、寒湿阻滞所致的风湿骨痛、呕吐泄泻、腰膝酸软、面色苍白、免疫力低下。

马尾千金草

【来源】本品为石杉科植物金丝条马尾杉*Phlegmariurus fargesii*（Herter）Ching或龙骨马尾杉*P.carinatus*（Desv.）Ching的全草。前者习称"千金草"，后者习称"大千金草"。

【采集加工】全年均可采收，洗净，阴干或鲜用。

【性味与归经】味淡，性平；有小毒。归肝、脾经。

【功效与主治】祛风除湿，舒筋活络。用于风湿关节痛、肌肉挛急、跌打损伤、肥大性脊椎炎、类风湿性关节炎。

【用法用量】煎服，6～15 g；或浸酒。外用适量，捣敷患处。

【注意事项】本品有毒，不宜多服、久服。体虚者及孕妇禁服。

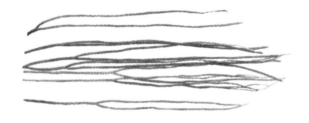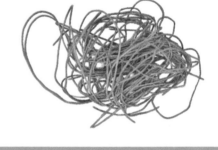

马尾千金草

【药膳方】

》》 1.千金大力猪脚汤

①材料：鲜马尾千金草15 g，千斤拔10 g，牛大力10 g，猪脚500 g。

②做法：猪脚洗净，飞水，备用；鲜马尾千金草切成小段，与千斤拔、牛大力同浸洗。将全部材料放入瓦煲内，加水煲约3小时，调味即成。

③功用：马尾千金草祛风除湿，舒筋活络；牛大力味甘、性平，有补虚润肺、强筋活络的功效；千斤拔祛风利湿、消瘀解毒；猪脚含钙丰富。本药膳方适用于腰肌劳损、风湿性关节炎、肌肉痉挛、痹病症状较轻者。

》》 2.马尾千金蒸肉饼

①材料：马尾千金草5 g，猪肉100 g，食盐适量。

②做法：将猪肉用热水洗净、拌食盐；马尾千金草切碎放入碗内，注入沸水，使香气溢

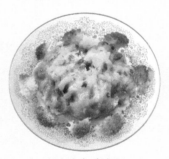

马尾千金蒸肉饼

出。将猪肉、马尾千金草放入蒸碗内，加入食盐，入锅蒸，以武火蒸1小时后改文火蒸半小时即可。

③功用：马尾千金草舒筋活血、祛风除湿；猪肉补肾养血、滋阴润燥。本药膳方补虚壮阳、活络筋骨，适用于瘫痪、半身不遂、消渴羸瘦、肾虚体弱。

满山香

【瑶药名】下山虎。

【来源】本品为杜鹃花科植物滇白珠*Gaultheria leucocarpa* Bl. var. *yunnanensis*（Franch.）T. Z. Hsu et R. C. Fang的干燥地上部分。

【采集加工】全年均可采收，除去杂质，切碎，晒干。

【性味与归经】味辛、微苦，性凉。归肾、肝经。

【功效与主治】瑶医　祛风除湿，舒筋活络，活血祛瘀，止痛，健胃消食。用于泵卡西众（消化不良）、卡西闷（胃痛、腹痛）、就港虷（急性肠炎）、崩闭闷（风湿性关节炎、类风湿性关节炎）、荣古瓦崩（产后风）、也改昧通（大小便不通）、播冲（跌打损伤）。

中医　祛风除湿，散寒止痛，活血通络，化痰止咳。用于风湿痹痛、胃寒疼痛、跌打损伤、咳嗽痰多。

【用法用量】煎服，9～15 g。外用适量，煎汤熏洗患处。

【注意事项】忌食酸冷鱼腥之物、荞面。孕妇禁服。

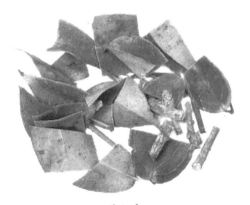

满山香

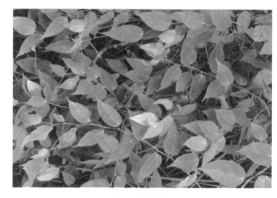

满山香植株

【药膳方】

》》》1.满山香老鸭汤

①材料：满山香叶15 g，来角风根15 g，香菇15 g（鲜品加倍），生姜适量，老母鸭1只（宰杀处理好）。

②做法：先将满山香叶、来角风根（切小段）、香菇、生姜塞入鸭肚内，放入砂锅，再放入适量清水、食盐，以武火煎20分钟后改文火炖40分钟停火。出锅，将鸭切块，食肉喝汤。

③功用：满山香叶祛寒除湿、辛香行气；来角风温中健脾胃、消积食，老母鸭清温益补、滋五脏之阳，三者相互配伍具有养胃、健脾除湿、清虚劳之热的功效。本药膳方汤鲜味香，适用于脾胃虚寒、腹胀、消化不良、食欲不振、体质虚寒。

▷▷▷ 2.满山香鲤鱼汤

①材料：满山香15 g，鲤鱼1条（500 g左右），茶油、生姜（切片）、葱花、食盐各适量。

②做法：鲤鱼剖腹去内脏洗净，把满山香放入鱼肚内。用武火烧热锅，加入适量茶油，把鱼放锅内爆煎10分钟，再加入适量清水、生姜、食盐，调文火焖煮20分钟，加葱花即成，食肉喝汤。

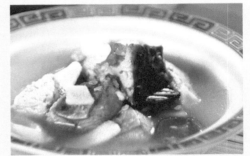

满山香鲤鱼汤

③功用：本药膳方祛风除湿、利水消肿，适用于湿疹、水肿小便不利。

火麻仁

【来源】本品为桑科植物大麻*Cannabis sativa* L.的干燥成熟果实。

【采集加工】秋季果实成熟时采收，除去杂质，晒干。

【性味与归经】味甘，性平。归脾、胃、大肠经。

【功效与主治】润肠通便。用于血虚津亏、肠燥便秘。

【用法用量】煎服，10～15 g。

【注意事项】脾胃虚弱便溏者、孕妇及肾虚阳痿、遗精者忌服。

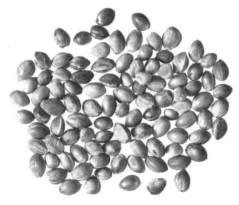

火麻仁

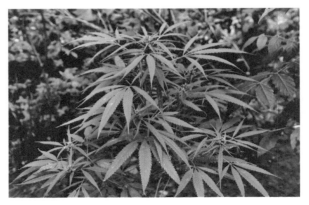

火麻仁植株

【药膳方】

≫ 1.火麻仁鸡汤

①材料：火麻仁30 g，鸡半只，料酒、姜片、食盐、生抽、花生油各适量。

②做法：火麻仁洗净晾干，打粉备用；鸡洗净切块，放入锅中，加入清水、姜片，焯水沥干备用。锅洗净烧热，倒入适量的花生油，放入鸡肉翻炒，再纳入料酒、生抽、姜片、食盐等炒至微黄，加热水、火麻仁粉煮30分钟即成。

③功用：火麻仁润肠通便，现代药理学研究

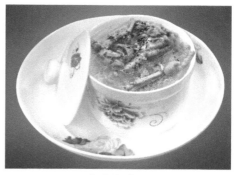

火麻仁鸡汤

证实其可有效改善机体糖脂代谢、降低胆固醇、改善动脉硬化等。本药膳方适用于老年虚秘和中老年人日常保健。

≫ 2.火麻茶

①材料：火麻仁15 g，白砂糖少许。

②做法：火麻仁洗净，炒香，碾碎，加水300 mL煎沸去渣，加入适量白砂糖调味代茶饮。

③功用：本药膳方补中益气、润肠通便，适用于肠燥便秘、老年虚秘及中老年人日常保健。

五指柑

【瑶药名】五指风。

【来源】本品为马鞭草科植物黄荆 *Vitex negundo* L.的干燥全株。

【采集加工】全年均可采收，以夏、秋季采收为好，洗净，切段，晒干。

【性味与归经】味微苦、辛，性温。归肺、胃经。

【功效与主治】瑶医 清热解毒，祛风解表，行气止血，消肿，镇咳。用于标蛇痧（感冒）、怒哈（咳嗽）、哈鲁（哮喘）、卡西闷（胃痛、腹痛）、泵卡西众（消化不良）、月窖桨辣贝（结石）、身谢（皮炎）。

中医 清热止咳，化痰祛湿，理气止痛。用于感冒、咳嗽、慢性支气管炎、哮喘、风湿痹痛、胃痛、泻痢。

【用法用量】煎服，干品6～30 g（鲜品30～60 g）。外用适量，捣敷患处。

【注意事项】孕妇忌服。

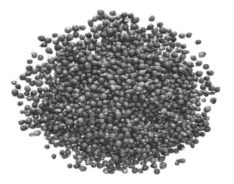

五指柑

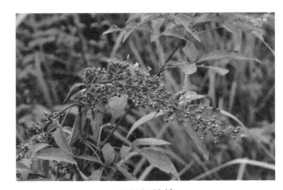

五指柑植株

【药膳方】

1.五指柑炖老鸭

①材料：五指柑5～10 g，土鸭半只，料酒、葱花、姜片、食盐、蒜头、生抽、花生油适量。

②做法：土鸭洗净切块，放入锅中，加入清水、姜片，煮沸2～3分钟，捞出冲洗干净，沥干水备用。锅洗净烧热，放入适量的花生油，再放入鸭肉、料酒、姜片、蒜头、五指柑，爆炒5～10分钟，加入适量的食

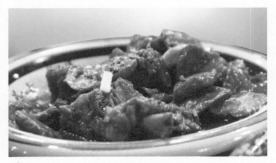

五指柑炖老鸭

盐、生抽，将鸭肉炒至微黄，用压力锅焖20～30分钟后装盘撒上葱花即可。

③功用：鸭肉滋阴养肾、润肺止咳；五指柑清热、化痰、止咳。本药膳方味道香甜，适用于急慢性支气管炎、咳嗽、慢性阻塞性疾病等症的食养。

2.五指柑炖猪脚

①材料：五指柑5～10 g，猪脚半只，生姜片、食盐、生抽、料酒各适量。

②做法：将猪脚洗净切块，放入锅中，加入适量的水、生姜片，用武火煮沸5～10分钟，捞出，用清水洗净，放入瓦煲中，加入洗净的五指柑和适量的清水、生姜片、食盐、料酒、生抽，用武火煮沸后改用文火炖30～60分钟即可。

③功用：猪脚强壮筋骨；五指柑祛风行血、消肿止痛。本药膳方适用于风湿骨痛。

五指毛桃

【瑶药名】五爪风。

【来源】本品为桑科植物粗叶榕 *Ficus hirta* Vahl.的干燥根。

【采集加工】全年均可采挖，洗净，切段，晒干。

【性味与归经】味甘，性平。归脾、肺、胃、大肠、肝经。

【功效与主治】瑶医　健脾益气，化湿舒筋，行气止痛，止咳化痰，补肺通乳。用于免黑身翁（脾虚浮肿）、哈路（肺结核）、哈紧（气管炎）、篮虾（肝炎）、篮硬种翁（肝硬化腹水）、卡西闷（胃痛、腹痛）、崩毕扭（风湿性心脏病）、崩闭闷（风湿性关节炎、类风湿性关节炎）、疟没通（乳汁不通）、荣古瓦崩（产后风）、本藏（贫血）、港脱（脱肛）、荣古瓦流心黑（产后虚弱）。

中医　健脾益气，行气利湿，舒筋活络。用于脾虚浮肿、食少无力、肺痨咳嗽、盗汗、带下、产后无乳、风湿痹痛、水肿、臌胀、肝胆湿热、跌打损伤。

【用法用量】煎服，15～30 g。

【注意事项】无湿邪、无火热者少用。

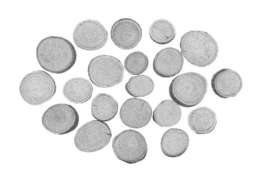

五指毛桃

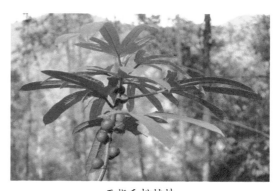

五指毛桃植株

【药膳方】

》》 1.五指毛桃鸡汤

①材料：五指毛桃根50～100 g，老鸡1只，黄姜3～5片，花生油、料酒、食盐各适量。

②做法：先把鸡宰杀去内脏，洗净，切块备用；五指毛桃根洗净，放在冷水中浸泡10～20分钟后捞出备用；黄姜洗净，切片备用。将适量的花生油倒入锅内，油烧热后放入黄姜片爆炒3～5秒，然后放入备好的鸡块翻炒20～30秒，加入料酒再翻炒3～5分钟，一起倒入瓦煲中，再加入适量清水，以武火煮沸30分钟后改文火煮3～5分钟，下食盐调味即可。

③功用：本药膳方味道甘甜，具有健脾补肺、益气生津、祛湿化滞的功效，适用于肺结核咳嗽、慢性支气管炎、风湿性关节炎、腰腿酸软、乏力、脾虚浮肿、病后虚弱盗汗，亦可用于各类肿瘤放化疗期间的食养。

2.五指毛桃猪肺汤

①材料：五指毛桃根50～100 g，杏仁10 g，猪肺1具，调味品适量。

②做法：猪肺洗净；杏仁用温水浸泡2小时，去皮。将猪肺放入砂锅内，加适量水，放入五指毛桃、杏仁等，先用武火烧沸后改用文火炖2.5小时后加入调味品即可。

③功用：本药膳方补肺、止咳、平喘，适用于虚劳咳嗽、呼吸系统疾病病后虚弱盗汗。

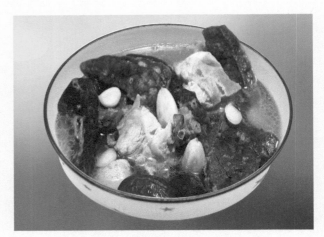

五指毛桃猪肺汤

牛白藤

【瑶药名】鸡肠风。

【来源】本品为茜草科植物牛白藤*Hedyotis hedyotidea*（DC.）Merr的全草。

【采集加工】夏、秋季采收，切段，鲜用或干燥。

【性味与归经】味甘、淡，性凉。归肺、肝经。

【功效与主治】瑶医　清热解毒，祛风消肿。用于哈轮（感冒）、泵虷（肺炎）、哈轮怒哈（感冒咳嗽）、就港虷（急性胃肠炎）、改窟臧（痔疮出血）、播冲（跌打损伤）、眸名肿毒（无名肿毒、痈疮肿毒）、疟椎闷（乳腺炎、乳腺增生）。

中医　根、藤有消肿止血、祛风活络的作用，用于风湿关节痛、痔疮出血、跌打损伤。叶有清热祛风的作用，用于肺热咳嗽、感冒、肠炎；外用治湿疹、皮肤瘙痒、带状疱疹。

【用法用量】煎服，10～30 g。外用适量，捣敷患处。

【注意事项】孕妇忌服。

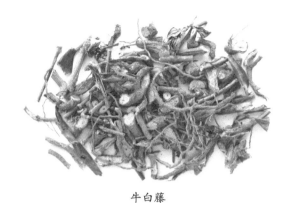

牛白藤

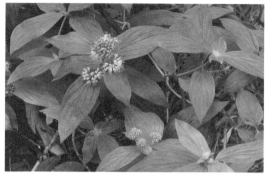

牛白藤植株

【药膳方】

1.牛白藤猪尾汤

①材料：牛白藤根60 g，猪尾巴1条（约200 g），葱（带根须）、料酒、食盐、生姜片各适量。

②做法：牛白藤根洗净，放在冷水中浸泡30分钟后捞出备用；猪尾巴切段约2厘米长，焯水装盘备用；生姜切片；葱缠绕打结。将适量清水倒入砂锅中，放入生姜片、牛白藤根、猪尾巴、葱须，以武火煮沸后加入适量的料酒，改文火炖煮20～25分钟，下食盐调味即可。

③功用：猪尾巴含有丰富的胶原蛋白、脂肪等，能健脾胃、养肝肾、强筋骨；牛白藤根祛风活络、消肿止痛。本药膳方味道鲜美甘甜，适用于肝肾不足、阴血虚少导致的跌打损伤、风湿关节疼痛、腰膝酸软。

2.牛白藤雪梨膏

①材料：鲜牛白藤叶15～20 g，雪梨1个，冰糖适量。

②做法：牛白藤叶洗净，加冷水浸泡10～20分钟，捞出备用；雪梨削皮切丁备用。将牛白藤叶、雪梨加适量清水榨汁，以文火熬煮30分钟至黏稠成滴，加入冰糖调味即可。

③功用：雪梨清泄肺热、润肺止咳，含有丰富的维生素；牛白藤叶清热祛风；冰糖清喉利咽。本药膳方味道甘甜清香，适用于肺热咳嗽、咳痰黄稠不爽、感冒。

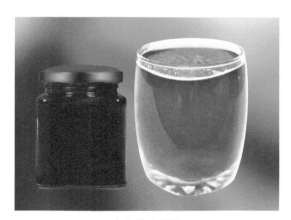

牛白藤雪梨膏

牛尾菜

【来源】本品为百合科植物牛尾菜 *Smilax riparia* A. DC.的根及根茎。

【采集加工】夏、秋季采挖，除去藤茎，洗净，鲜用或干燥。

【性味与归经】味甘、苦，性平。归肝、肺经。

【功效与主治】祛风湿，通经络，祛痰止咳。用于风湿痹症、劳伤腰痛、跌打损伤、咳嗽气喘。

【用法用量】煎服，9～15 g；大剂量可用至30～60 g，浸酒或炖肉。外用适量，捣敷患处。

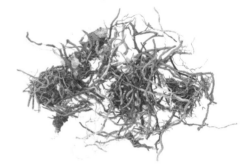

牛尾菜

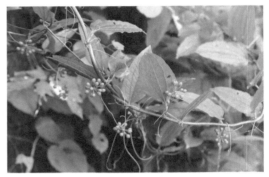

牛尾菜植株

【药膳方】

》1.牛尾菜蒸土鸡

①材料：鲜牛尾菜30 g，枸杞子15 g，走地土鸡肉200 g，生姜3片，料酒、食盐各适量。

②做法：鸡肉洗净、切块，加姜片、料酒、食盐腌制30分钟备用。牛尾菜和枸杞子洗净，与腌好的鸡肉一起装入带盖的炖盅里，加入少量清水，隔水蒸煮，水蒸气冒出后改文火再蒸煮20分钟，视口味加入适量食盐，食肉喝汤。

③功用：枸杞子有滋补肝肾之功，鸡肉含丰富的蛋白质，牛尾菜可补益虚损、祛痰止咳。本药膳方适用于肾虚致肾不纳气之久咳。亦有用牛尾菜新鲜嫩叶入膳。

》2.牛尾千斤黄豆粥

①材料：牛尾菜、千斤拔各30 g，粳米、黄豆各50 g，生姜片适量。

②做法：将千斤拔、牛尾菜放入锅内，加适量清水、生姜片，以武火煮沸后改文火再煮30分钟，去渣取汁，与粳米、黄豆同煮即成。

③功用：千斤拔和牛尾菜均有强筋骨、通经络、祛风湿的功效，粳米可补益气血、养阴。本药膳方适用于风湿骨痛、腰膝酸软等。

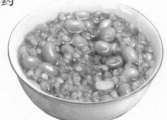

牛尾千斤黄豆粥

牛大力

【来源】本品为豆科植物美丽崖豆藤*Millettia speciosa* Champ.的干燥块根。

【采集加工】全年可采，洗净，切片，干燥。

【性味与归经】味甘，性平。归肝、肺经。

【功效与主治】舒筋活络，补虚润肺。用于腰腿痛、风湿痛、慢性肝炎、肺结核。

【用法用量】煎服，10～30 g。

【注意事项】脾胃虚寒者慎用。孕妇、儿童忌服。

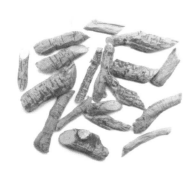

牛大力

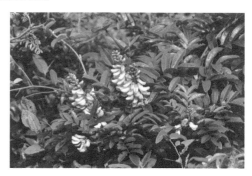

牛大力植株

【药膳方】

1.牛大力炖猪脚

①材料：牛大力15 g，黄花倒水莲15 g，猪脚（前端带蹄部分）1只，食盐适量。

②做法：黄花倒水莲、牛大力洗净装盘备用；猪脚洗净切块。将黄花倒水莲和牛大力装入砂锅中，倒入适量清水，放入猪脚，以武火煮沸后改文火再煮30分钟，加食盐调味，喝汤食猪脚。

③功用：黄花倒水莲味甘，补气血，壮筋骨；牛大力味甜，补虚润肺，舒筋活络，调龙路、火路，通气道、水道，补虚；猪脚含丰富的胶原蛋白，可强筋骨。本药膳方适用于肾虚腰膝酸痛、风湿骨痛、肺结核等。

2.金樱大枣大力茶

①材料：金樱根30 g，牛大力20 g，大枣12枚（切片），冰糖适量。

②做法：金樱根、牛大力、大枣共放入砂锅内，加入适量清水浸泡30分钟，然后置火上煮沸后改文火再煮30分钟，加入适量冰糖调味，适温服用。

③功用：金樱根固精涩肠，通调龙路、火路，补血止血；牛大力补虚润肺，调龙路、火路，通气道、水道；大枣补脾、益胃、润肺。本药膳方酸收固精、补虚止泻，适用于滑精、遗尿、带下、痔疮、子宫下垂、崩漏等。

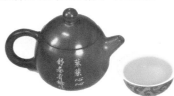

金樱大枣大力茶

生　姜

【来源】本品为姜科植物姜*Zingiber officinale Rosc.*的新鲜根茎

【采集加工】秋、冬季采挖，除去须根及泥沙。

【性味与归经】味辛，性温。归肺、脾、胃经。

【功效与主治】解表散寒，温中止呕，化痰止咳。用于风寒感冒、胃寒呕吐、寒痰咳嗽。

【用法用量】煎服，3～9 g。外用适量，捣敷患处。

【注意事项】阴虚内热及实热者禁服。

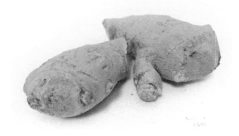

生姜

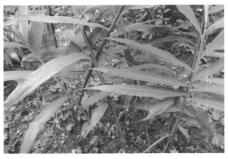

生姜植株

【药膳方】

1.姜糖水

①材料：生姜15 g，红糖10 g。

②做法：生姜洗净去皮，切片或捣碎，加水与红糖同煎20分钟，趁热饮用。

③功用：本药膳方简单易成，祛风散寒，适用于分风寒感冒初期，症见头痛、畏寒、怕风、流清涕等症。若外感风邪挟湿，可加广藿香10 g，化湿和中，解表散寒；若风寒感冒、咳嗽痰多、胃脘不适，可加陈皮10 g，温中化痰。

2.油茶

①材料：生姜片30 g，茶叶30 g，粳米50 g，花生油、大蒜各适量。

②做法：将茶叶用沸水浸泡，用清水洗净并滤干；锅内加粳米、花生油，反复翻炒粳米至金黄色。将茶叶、生姜片、大蒜放入茶锅中，以小火煮，用油茶槌槌碎，改中火煮，用油茶槌槌至锅黏，然后加花生油，以大火煮至锅黏微黄，加水量至茶锅的1/2～2/3处，用油茶槌搅拌均匀，煎煮至沸腾（不宜长时间煎煮，加水后沸腾即可）；用油茶隔过滤到容器中即成。

③功用：本药膳方具有健脾暖胃、祛风除湿、预防感冒、延年益寿的功效，适用于风寒感冒、肠胃不适、高脂血症、糖尿病等。

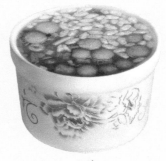

油茶

布渣叶

【来源】本品为椴树科植物破布树 *Microcos paniculata* L.的叶。

【采集加工】夏、秋季采收，除去枝梗和杂质，阴干或晒干。

【性味与归经】味微酸，性凉。归脾、胃经。

【功效与主治】健脾消滞，清热利湿。用于饮食积滞、感冒发热、湿热黄疸、疮痈、蜈蚣咬伤。

【用法用量】煎服，5～10 g（鲜品30～60 g）。外用适量，水煎洗或捣敷患处。

【注意事项】孕妇忌服。

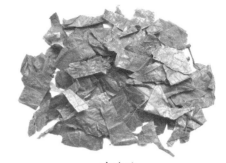

布渣叶

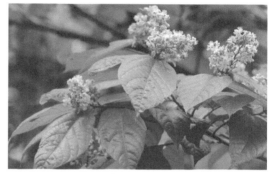

布渣叶植株

【药膳方】

1.布渣叶夏枯草雪梨汤

①材料：布渣叶25 g，夏枯草25 g，雪梨250 g，木瓜750 g，猪瘦肉800 g，蜜枣4枚，食盐适量。

②做法：布渣叶、夏枯草和蜜枣洗净；雪梨洗净切块；木瓜去皮、核，洗净切块；猪瘦肉洗净，飞水后冲洗干净。加清水入瓦煲内，放入全部材料煲约2小时，下食盐调味即可。

③功用：布渣叶清暑、消食、化痰；夏枯草清肝泄热；雪梨润肺；木瓜健脾消食。本药膳方清肝润肺、健脾祛暑湿，常饮清热燥湿，亦可用于岭南地区夏令食养。

2.布渣金鸭肾汤

①材料：布渣叶15 g，独脚金15 g，白萝卜100 g，鸭肾1具，食盐适量。

②做法：将布渣叶、独脚金洗净；白萝卜去皮切厚块，备用；将鲜鸭肾洗净，切片备用。锅中加水两大碗，先用武火煲至水沸，然后放入所有材料，水沸后改用中火煲1.5小时，下食盐调味即可饮用。

③功用：布渣叶、独脚金清暑、消食；白萝卜益胃消食、下气宽中。本药膳方清润，适合0～4岁小孩饮用，健脾开胃、去积消滞。如果宝宝吐奶、腹部胀满不思乳食、大便酸臭，可用此汤做食疗。

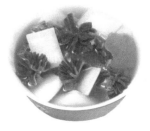

布渣金鸭肾汤

玉叶金花

【瑶药名】白纸扇。

【来源】本品为茜草科植物玉叶金花*Mussaenda pubescens* Ait. f. 的干燥根和茎。

【采集加工】全年均可采挖，洗净，切断，晒干。

【性味与归经】味甘、微苦，性凉。归肺经。

【功效与主治】瑶医　清热解毒，生津，利湿消肿，化痰止咳，凉血解暑，拔异物。用于绞肠痧（中暑、胃肠型感冒）、哈轮（感冒）、哈紧（支气管炎）、谷阿强拱（小儿疳积）、篮虷（肝炎）、月窖桨辣贝（结石）、布醒蕹（肾炎水肿）、辣给闷（痛经）、荣古瓦卡西闷（产后腹痛）、谷瓦卜断（子宫脱垂）、别带病（带下病）、更喉闷（咽喉肿痛）、冲翠藏（外伤出血）、烈歪毕恶昧出〔枪伤（指铁砂、铅码滞留皮下、肌肉）〕、播冲（跌打损伤）。

中医　清热利湿，解毒消肿。用于感冒、中暑、肠炎、肾炎水肿、咽喉肿痛、支气管炎。

【用法用量】煎服，15～30 g。外用适量，捣敷或煎水洗患处。

【注意事项】胃寒泄泻者忌用。

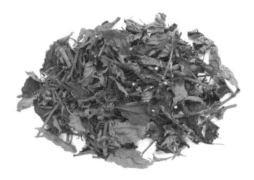

玉叶金花

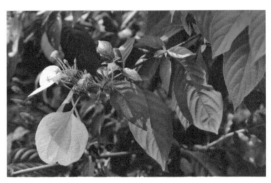

玉叶金花植株

【药膳方】

1.玉叶金花猪肺汤

①材料：玉叶金花15 g，罗汉果半个，猪肺150 g，食盐适量。

②做法：先将猪肺焯水，切小块，洗净，放入炒锅内以武火爆炒3分钟后出锅。再换用砂锅放入猪肺、玉叶金花、适量清水和食盐，以武火煮沸15分钟，再加入罗汉果调文火炖15分钟停火，出锅去药渣，食肉喝汤。

③功用：本药膳方清热利湿、解毒、清肺火、润肺化痰，适用于夏季湿热、风热感冒、咽痰郁结。

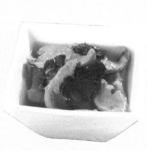

玉叶金花猪肺汤

≫ 2.玉叶金花猪肝汤

①材料：玉叶金花15 g，猪肝150 g，枸杞子15 g，葱花、食盐各适量。

②做法：猪肝洗净切小块备用。将枸杞子洗净放入锅内，加入适量清水，以武火煮沸后，加入玉叶金花，调文火煮15分钟后再加入猪肝，调武火煮5分钟即停火。出锅去药渣，放入葱花、食盐调味，食肉喝汤。

③功用：本药膳方清热解毒、清肝利湿、养肝明目，适用于肝阳亢盛、头晕目眩等。

功劳木

【瑶药名】木黄连。

【来源】本品为小檗科植物阔叶十大功劳 *Mahonia bealei*（Fort.）Carr.或细叶十大功劳 *Mahonia fortunei*（Lindl.）Fedde的干燥茎。

【采集加工】全年均可采收，切块片，干燥。

【性味与归经】味苦，性寒。归肝、胃、大肠经。

【功效与主治】清热燥湿，泻火解毒。用于肺热咳嗽、黄疸、泄泻、痢疾、目赤肿痛、疮疡、湿疹、烧烫伤。

【用法用量】煎服，5～10 g。外用适量，煎水洗或研末调敷患处。

【注意事项】体质虚寒者忌用。

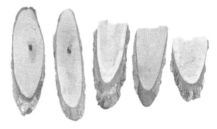

功劳木

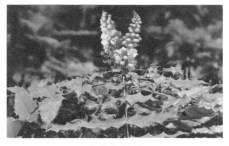

功劳木植株

【药膳方】

≫ 功劳地枣茶

①材料：功劳木15 g，生地20 g，大枣10枚，绿茶适量。

②做法：将功劳木、生地、大枣洗净，加水适量，以武火煎沸后改文火煎煮20分钟。滤去药渣取汁，复置火上烧沸，加绿茶少许，宜淡。代茶饮，连服10天。

③功用：功劳木清热燥湿、凉血止血；生地兼补血滋阴；大枣补益被损耗的气血。诸药合用，制成药茶，清热毒、止血、补血。本药膳方适用于热毒炽盛证、龙路感受热毒而血热妄行者，症见皮肤出血（紫癜）、鼻衄、尿血、咯血等。

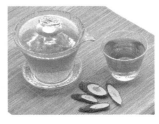

功劳地枣茶

石上柏

【瑶药名】蛇皮草。

【来源】本品为卷柏科植物深绿卷柏 *Selaginella doederleinii* Hieron. 或江南卷柏*Selaginella moellendorffii* Hieron.的全草。

【采集加工】全年均可采收，洗净，鲜用或晒干。

【性味与归经】味甘，性平。归肺、大肠经。

【功效与主治】清热解毒，祛风除湿。用于咽喉肿痛、目赤肿痛、肺热咳嗽、乳腺炎、湿热黄疸、风湿痹痛、外伤出血。

【用法用量】煎服，10～30 g。外用适量，鲜品捣敷患处，或干品研粉调香油涂患处。

【注意事项】孕妇忌服。

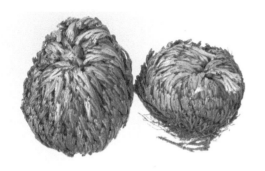

石上柏

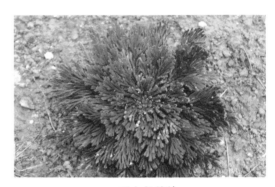

石上柏植株

【药膳方】

▶▶ 石上柏猪瘦肉汤

①材料：石上柏100 g，桑白皮15 g，南杏仁15 g，生姜10 g，猪瘦肉200 g，冬瓜200 g，食盐适量。

②做法：先把上药洗净，冬瓜切块，生姜切丝，加入适量清水，以武火煮沸后改文火继续煮15分钟，下适量食盐调味，食肉喝汤。

③功用：本药膳方清热解毒、抗癌，适用于绒毛膜上皮癌、肺癌、咽喉癌及消化道癌。

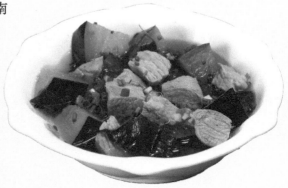

石上柏猪瘦肉汤

石油菜

【来源】本品荨麻科植物波缘冷水花 *Pilea cavaleriei* Levl.的全草。

【采集加工】全年均可采收，洗净，鲜用或晒干。

【性味与归经】味甘、淡，性凉。归肺、脾经。

【功效与主治】清肺止咳，利水消肿，解毒止痛。用于肺热咳嗽、肺结核、肾炎水肿、烧烫伤、跌打损伤、疮疖肿毒。

【用法用量】煎服，15～30 g（鲜品加倍）。外用适量，捣敷患处。

【注意事项】脾肺虚寒者慎用。

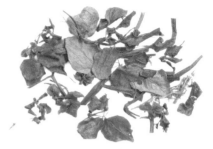

石油菜

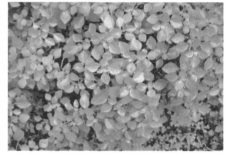

石油菜植株

【药膳方】

1.石油菜猪肺汤

①材料：石油菜100 g，猪肺200 g，食盐适量。

②做法：将猪肺洗净切块，除泡沫，放入砂锅中，加入清水适量，以武火煮沸后转文火煲1小时，然后加入石油菜以武火煮10分钟。出锅后加食盐调味，饮汤食猪肺。

③功用：本药膳方口感甘甜，清肺止咳，猪肺补虚、止咳、止血，石油菜清肺止咳。适用于肺热咳嗽。

2.石油菜茶

①材料：鲜石油菜100 g。

②做法：石油菜洗净，煎汤代茶饮。

③功用：本药膳方利水消肿，适用于肾炎水肿或肺热咳嗽等。

3.石油百合肉骨汤

①材料：石油菜30 g，百合30 g，猪骨500 g，调味品适量。

②做法：石油菜洗净装茶包；新鲜百合洗净。猪骨洗净与石油菜茶包共煮40分钟，加入百合再煮10分钟，加调味品即可。

③功用：本药膳方清热解毒、润肺止咳，适用于肺热咳嗽、肺结核、咳嗽等。

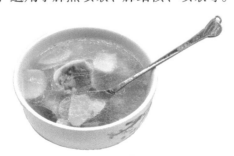

石油百合肉骨汤

地耳草

【瑶药名】田基黄。

【来源】本品为藤黄科植物地耳草*Hypericum japonicum* Thunb. ex Murray的全草。

【采集加工】春、夏季花开时采收全草，除去杂质，洗净，鲜用或晒干。

【性味与归经】味苦、辛，性平。归肝、胆、脾、胃、大肠经。

【功效与主治】瑶医　清热解毒，拔毒消肿，通淋利湿。用于篮虷（肝炎）、篮严（肝硬化）、港叉闷（阑尾炎）、哈紧（支气管炎）、泵虷（肺炎）、谷阿强拱（小儿疳积）、谷阿惊崩（小儿惊风）、囊暗（蛇虫咬伤）、播冲（跌打损伤）、汪逗卜冲（烧烫伤）。

中医　清热利湿，凉血活血，解毒消肿。用于肝炎、口疮、肺痈、黄疸、水肿、肠痈、痢疾、痈疮、蛇虫咬伤。

【用法用量】煎服，15～30 g（鲜品30～60 g，大剂量可用90～120 g）。外用适量，捣敷或煎水洗患处。

【注意事项】孕妇忌服。

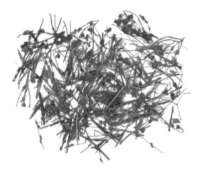

地耳草

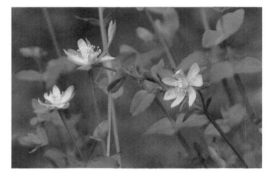

地耳草植株

【药膳方】

》》1.地耳草瘦肉粥

①材料：地耳草10～15 g，猪瘦肉200 g，香米50～100 g，葱末、姜丝、食盐、料酒、生抽各适量。

②做法：先将猪瘦肉洗净，剁成肉末，放入碗中，加入适量生抽、料酒、食盐搅拌均匀，腌制5～10分钟备用；地耳草洗净切碎。将洗净的香米放入砂锅中，加入适量的水，用武火煮沸10～20分钟，待粥黏稠，放入腌制好的肉末、姜丝与地耳草，改用文火煮20～40分钟。出锅时加入葱末即可食用。

③功用：猪肉含有丰富的蛋白质、脂肪等物质，能润燥滋阴补肾；香米健脾和胃；地耳草清热利湿、凉血活血。本药膳方适用于有肝炎、黄疸、肠痈、痢疾。

2.地耳草猪肝煲仔饭

①材料：地耳草10～15 g，猪肝100 g，香米200 g，菜心2棵，葱末、生姜丝、食盐、生抽、料酒各适量。

②做法：将猪肝洗净，切成片放入大碗中，加入生姜丝、生抽、食盐、料酒各适量，搅拌均匀备用。地耳草洗净切碎备用。砂锅洗净，加入适量清水，放入地耳草，用武火煮沸后改文火煮5～10分钟，去渣留水，加入洗净的香米（米和水的比例为1∶1.5），盖上锅盖，用武火煮5～10分钟。待米饭成形，铺上猪肝，菜心围边，盖上锅盖，改文火煮5～10分钟，关火再焖5～10分钟。起盖撒上适量的葱末和生抽搅匀即可。

③功用：猪肝健脾益气、补血养肝；地耳草清热利湿、凉血活血。本药膳方适用于肝炎、黄疸、水肿。

3.地耳草小笼包

①材料：地耳草200 g，猪瘦肉300 g，皮冻200 g，中筋面粉适量，小葱5根，生姜1块，生抽2勺（30 mL），食盐少许，牛肉粉（或鸡精）3 g，白砂糖3 g，白胡椒粉2 g，香油20 mL。

②做法：地耳草洗净切碎备用；猪瘦肉洗净切成肉末，加入生抽和香油，用筷子单方向搅拌起腻做成肉馅。小葱切成小段，生姜切成末，与地耳草、牛肉粉（或鸡精）、白砂糖、白胡椒粉一起放在肉馅里，搅拌均匀。将皮冻切成碎丁，放在肉馅里，撒入少许的食盐，用筷子将皮冻和肉馅充分搅拌，使皮冻碎末能够均匀地分布在馅料里。中筋面粉加入食盐、适量水，揉制面团至表面光滑，静置25分钟。将醒好的面团均匀地分成30份，擀成面皮，用拉、推、捏的方法包馅成形。蒸锅放入水，在屉上薄薄地刷一层油，放好小笼包。用武火蒸5分钟，关火后等待1分钟即可取出。

③功用：本药膳方清热解毒、利湿退黄、消肿散瘀，适用于湿热黄疸、肠痈、目赤肿痛、热毒疮肿等，亦可用于肝炎、肝硬化早期、不明原因肝区疼痛、乳腺炎等。

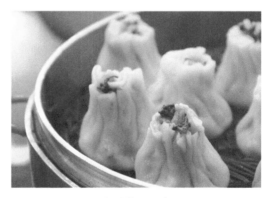

地耳草小笼包

瓜子金

【瑶药名】小金不换。

【来源】本品为远志科植物瓜子金*Polygala japonica* Houtt.的全草。

【采集加工】春末花开时采挖，除去泥沙，鲜用或晒干。

【性味与归经】味辛、苦，性平。归肺经。

【功效与主治】瑶医　祛痰止咳，通经活络，活血解毒，止痛，安神。用于泵虷（肺炎）、嘴布瓢（口腔溃疡）、碰租虷（骨髓炎）、更喉闷（咽喉肿痛）、谷阿虷昧退（小儿感冒发烧）、谷阿哈紧（小儿支气管炎）、谷阿强拱（小儿疳积）、荣古瓦崩（产后风）、崩闭闷（风湿性关节炎、类风湿性关节炎）、努脑疬（瘰疬、淋巴结核）、播冲（跌打损伤）、囊暗（蛇虫咬伤）、眸名肿毒（无名肿毒、痈疮肿毒）。

中医　活血散瘀，祛痰镇咳，解毒止痛。用于咽炎、扁桃体炎、口腔炎、咳嗽、小儿肺炎、小儿疳积、泌尿系结石、乳腺炎、骨髓炎；外用于毒蛇咬伤、疔疮疖肿。

【用法用量】煎服，15～30 g（鲜品50～100 g）。外用适量，捣敷患处。

【注意事项】脾胃虚寒者慎用。

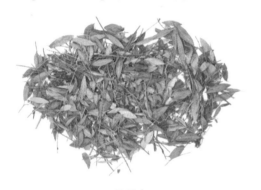

瓜子金

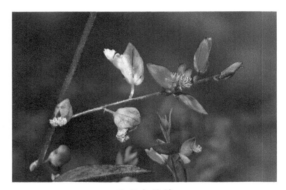

瓜子金植株

【药膳方】

》》 1.凉拌瓜子金

①材料：鲜瓜子金400 g，陈醋、食盐、麻油各适量。

②做法：把瓜子金用沸水焯一下，沥干后加入陈醋、食盐、麻油调匀，即可食用。

③功用：本药膳方祛痰止咳、活血消肿、解毒止痛，适用于咳嗽痰多、慢性咽喉炎。

》》 2.瓜子金茶

①材料：瓜子金3 g。

②做法：瓜子金用沸水冲泡，代茶饮。

③功用：本药膳方祛痰止咳、活血消肿、解毒止痛，适用于咳嗽痰盛、慢性咽炎。

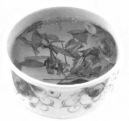

瓜子金茶

羊耳菊

【瑶药名】白面风。

【来源】本品为菊科植物羊耳菊*Inula cappa*（Buch.-Ham.）DC.的干燥地上部分。

【采集加工】夏、秋季采收，除去杂质，干燥。

【性味与归经】味辛，微苦，性温。归肝、脾经。

【功效与主治】瑶医　行气止痛，健脾消食，舒筋活络，祛风消肿，化痰定喘。用于崩闭闷（风湿性关节炎、类风湿性关节炎）、哈紧（气管炎）、尼椎虷（肾炎）、篮虷（肝炎）、胆纲虷（胆囊炎）、布种（疟疾）、泵卡西（腹泻）、哈轮（感冒）、辣给昧对（月经不调、闭经）、辣给闷（痛经）、囊暗（蛇虫咬伤）、布病闷（十二指肠溃疡、胃溃疡）。

中医　祛风，利湿，行气化滞。用于风湿关节痛、胸膈痞闷、疟疾、痢疾、泄泻、产后感冒、肝炎、痔疮、疥癣。

【用法用量】煎服，15～30 g。

【注意事项】用药期间忌酸辣食物。

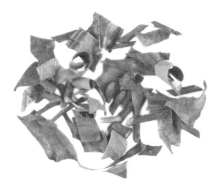

羊耳菊

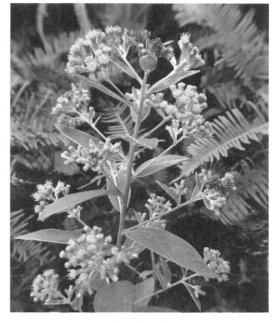

羊耳菊植株

【药膳方】

≫ 1.羊耳菊糖浆

①材料：羊耳菊30 g，佛手15 g，玫瑰花10 g，红糖200 g。

②做法：羊耳菊、佛手、玫瑰花洗净，一起放入瓦锅内，加适量清水，以武火煮沸后改文火煮30分钟，用漏勺将全部药渣捞出，放入红糖，继续熬煮2～3小时，呈浓稠状即可。食用时可加入适量温开水搅拌均匀。

③功用：羊耳菊行气化滞；佛手理气、消胀、舒肝健脾；玫瑰行气解郁。本药膳方适用于肝胃不和所致的胃脘胀痛、嗳气频繁、食欲不振。

▷▷▷ 2.羊耳菊茶

①材料：羊耳菊10 g。

②做法：羊耳菊以沸水冲泡，代茶饮。

③功用：本药膳方行气止痛、健脾消食，

适用于痹病、胃脘胀痛、肝炎、痔疮等。

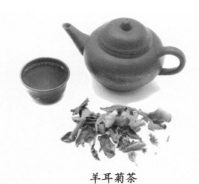

羊耳菊茶

当归藤

【瑶药名】藤当归。

【来源】本品为紫金牛科植物当归藤*Embelia parviflora* Wall. ex. A. DC. 的干燥地上部分。

【采集加工】全年均可采收，切段，干燥。

【性味与归经】味苦、涩，性平。归肝、肾经。

【功效与主治】瑶医　补血调经，活血止血，祛风止痛，舒经活络，接骨。用于本藏（贫血）、辣给昧对（月经不调、闭经）、别带病（带下病）、荣古瓦流心黑（产后虚弱）、伯公梦（头晕、眩晕）、卡西闷（胃痛、腹痛）、崩闭闷（风湿性关节炎、类风湿性关节炎）、布醒蕹（肾炎水肿）。

中医　补血调经，强腰膝。用于贫血、闭经、月经不调、带下病、腰腿痛。

【用法用量】煎服，15～30 g。外用适量，捣敷患处。

【注意事项】孕妇忌用。

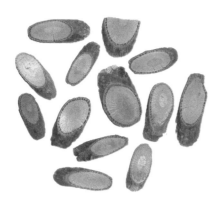

当归藤

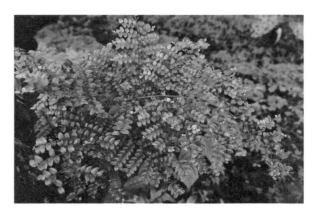

当归藤植株

【药膳方】

1.当归藤猪肾汤

①材料：当归藤15～20 g，猪肾250 g，花椒1 g，生姜、花生油、食盐、料酒各适量。

②做法：先把当归藤洗净，放在冷水中浸泡30分钟后捞出备用；生姜洗净，切片；花椒洗净备用；猪肾洗净切片，放入锅内煮沸，加入少许姜、料酒去腥，沥水捞出备用。将前4味同时放入砂锅内，慢慢炖煮2小时，下花生油、食盐调味即可。

③功用：本药膳方以当归藤、猪肾为主药，猪肾补肾气、助膀胱，益精滋血而助阳，配伍当归藤以补血调经、强腰膝，适用于肾虚腰痛腿软、遗精滑精、耳鸣眩晕及夜尿者。

2.当归藤毛桃羊肉羹

①材料：当归藤20 g，五指毛桃15 g，羊肉300 g，葱花、姜片、食盐、料酒各适量。

②做法：用纱布袋将洗净的当归藤、五指毛桃包好，与洗净的羊肉、姜片、料酒一起投入锅内，加适量水，以武火煮沸后改文火煨2小时。起锅时放入食盐、葱花即可，食肉喝汤。

③功用：当归藤、五指毛桃补益气血、强筋骨；羊肉补肾助阳。本药膳方适用于血虚及病后气血不足、肢冷、腰膝冷痛。

3.当归藤酒

①材料：当归藤200 g，50度左右白酒2升。

②做法：将洗净的当归藤装入纱布袋，放入白酒中浸泡，密闭2个月即成。

③功用：当归藤补血调经、活血止血、祛风止痛、舒经活络；白酒可助其活血通络。本药膳方适用于风寒湿痹、痿证等。

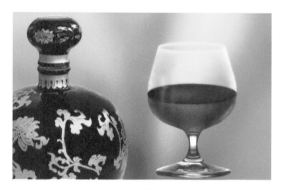

当归藤酒

观音茶

【来源】本品为茜草科植物剑叶耳草*Hedyotis caudatifolia* Merr. et Metcalf 的全草。

【采集加工】夏、秋季采收，鲜用或切碎晒干。

【性味与归经】味甘，性平。归肺、肝、脾经。

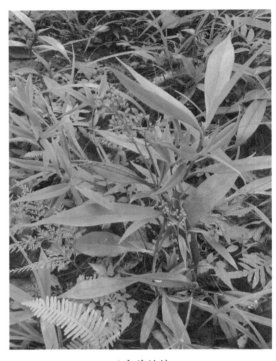

【功效与主治】止咳化痰，健脾消积。用于支气管哮喘、支气管炎、肺痨咯血、小儿疳积、跌打损伤、外伤出血。

【用法用量】煎汤，9～15 g。外用适量，捣敷患处或煎水洗患处。

【注意事项】孕妇禁用。

观音茶植株

观音茶

【药膳方】

>>> 1.观音粥

①材料：观音茶10 g，粳米50 g，白砂糖适量。

②做法：取茶叶先煮取浓汁约1000 mL。去茶叶，在茶叶浓汁中加入粳米、白砂糖，再加入400 mL水，同

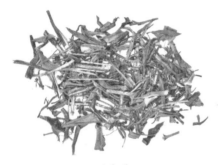

观音粥

煮为稠粥。每日2次，温热食。

③功用：本药膳方化痰、健脾，适用于轻症支气管炎、肺炎等。

>>> 2.观音茶饮

①材料：观音茶适量。

②做法：茶叶放入碗中，以沸水冲泡，代茶饮。

③功用：本药膳方清暑、和胃，适用于夏季暑热眩晕、胃气不和。

血 党

【瑶药名】九管血。

【来源】本品为紫金牛科植物九管血Ardisia brevicaulis Diels的干燥全株。

【采集加工】全年均可采收，除去泥沙，晒干。

【性味与归经】味苦、辛，性平。归肝、肾经。

【功效与主治】瑶医 活血调经，祛风通络，散瘀消肿，利咽止痛。用于篮虷（肝炎）、篮严（肝硬化）、卡西闷（胃痛、腹痛）、辣给昧对（月经不调、闭经）、辣给闷（痛经）、更喉闷（咽喉肿痛）、胆纲虷（胆囊炎）、囊中病（蛔虫病、蛲虫病、钩虫病）、崩闭闷（风湿性关节炎、类风湿性关节炎）、播冲（跌打损伤）。

中医 祛风湿，活血调经，消肿止痛。用于风湿痹痛、痛经、闭经、跌打损伤、咽喉肿痛、无名肿毒。

【用法用量】煎服，9～15 g。

【注意事项】孕妇慎用。

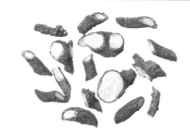

血党

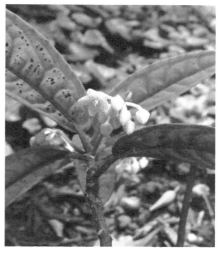

血党植株

【药膳方】

≫ 1.血党乌鸡汤

①材料：血党15 g，乌鸡1只（宰杀好），大枣3枚，黄酒、姜片、花生油、食盐各适量。

②做法：乌鸡洗净切块，血党切段，大枣去核；将乌鸡放入沸水中滚5分钟，捞起，用水洗净，沥干。乌鸡、血党、大枣一同置入砂锅内，同时加适量姜片、水，用武火煮沸后再改文火炖1.5～2.0小时，加适量食盐、花生油、黄酒调味即可食用。

③功用：血党活血调经；乌鸡补气滋阴；大枣补血。本药膳方适用于气虚血瘀导致的闭经、痛经。

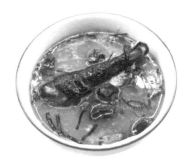

血党乌鸡汤

2.血党千斤牛尾汤

①材料：血党15 g，千斤拔15 g，牛尾1根，姜片、料酒、食盐各适量。

②做法：牛尾洗净切块，用冷水浸泡半小时后加姜片一起焯水。将血党和千斤拔洗净后，连同牛尾和姜片一起放入锅里，以武火烧沸后加2勺料酒，以文火炖1.5小时。最后加入食盐调味，5分钟后即可关火。

③功用：血党祛风湿、消肿止痛；千斤拔祛风除湿、舒筋活络、强筋壮骨；牛尾补气强筋骨。本药膳方适用于痹症日久、气血不通所致的腰膝酸软而痛、关节屈伸不利。

红　葱

【来源】本品为鸢尾科植物红葱*Eleutherine plicata* Herb. 的全草或鳞茎。

【采集加工】夏、秋季采收，切段，晒干或鲜用。

【性味与归经】味苦，性凉。归肺、肾经。

【功效与主治】清热解毒，散瘀消肿，止血。用于风湿性关节痛、跌打肿痛、疮毒、吐血、咯血、痢疾、闭经腹痛。

【用法用量】煎服，鲜全草20～50 g。

【注意事项】孕妇慎用。

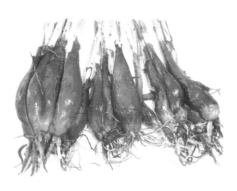

红葱鳞茎

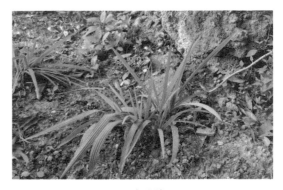

红葱植株

【药膳方】

1.红葱香兔

①材料：红葱头10个，兔肉500 g，新鲜百里香30 g，生姜片、生姜丝、橄榄油、生抽、老抽、蚝油、白醋、红葡萄酒、蒜头、食盐各适量。

②做法：红葱头剥好洗净备用，兔肉洗净切块后加入鲜百里香、白醋、生抽、食盐、红葡萄酒、橄榄油、生姜丝，拌匀放置半小时。冷锅热油加入一半红葱头煸炒香，纳入兔肉，翻炒后依次纳入食盐、

蒜头、生姜片、蚝油、老抽后反复翻炒，肉熟出锅即可。

③功用：红葱散瘀消肿，兔肉补中益气、凉血解毒，百里香芳香浓郁、通气消痛，缓解消化不良和急性胃肠炎等病症。本药膳方温中健脾、散瘀止痛，适用于气机不畅、瘀血阻滞导致的腹痛。

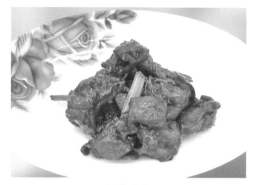

红葱香兔

2.红葱头蒸肉根

①材料：红葱头50 g，肉根300 g，蒜蓉5 g，生姜丝10 g，食盐、白砂糖、生粉、米酒、生抽、花生油各适量。

②做法：肉根洗净，切片后加食盐、白砂糖、生粉、米酒、花生油拌匀备用；红葱头洗净，拍碎备用。将肉根上碟，然后将红葱头、蒜蓉、生姜丝均匀铺在肉根上，入蒸炉蒸至肉根熟透，取出淋上适量生抽和熟花生油即成。

③功用：红葱善于散瘀消肿，多适用于跌打损伤、气滞血瘀等症；肉根又名板筋，是位于猪扒部位上的筋腱部分。本药膳方通络止痛，适用于风湿性关节炎筋骨疼痛。

地　稔

【来源】本品为野牡丹科植物地菍*Melastoma dodecandrum* Lour. 的根或全草。

【采集加工】夏、秋季采挖，洗净，切断晒干。

【性味与归经】味甘、涩，性平。归肺、肝、脾、肾经。

【功效与主治】行气活血，调经止痛，祛风利湿。用于痢疾、肠炎、痛经、月经不调、血小板减少性紫癜等。

【用法用量】煎服，15～30 g。外用适量，煎水洗或捣敷患处。

【注意事项】孕妇忌服。

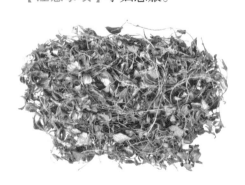

地稔

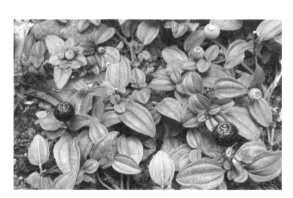

地稔植株

【药膳方】

≫≫ 1.参术二稔墨鱼汤

①材料：地稔根、岗稔子各20 g，党参20 g，白术10 g，鲜墨鱼200 g，食盐适量。

②做法：先将鲜墨鱼洗净，同其他药材一同放入锅内，加适量清水煲汤，去药渣，加适量食盐调味即可。食肉喝汤。

③功用：本药膳方补中益气、补血、收敛、安神，适用于月经量多、白带多质稀、体弱神疲。

≫≫ 2.地稔瘦肉汤

①材料：地稔根30 g，猪瘦肉200 g，食盐适量。

②做法：将地稔根洗净去粗皮，猪瘦肉洗净切片，一同放入锅内，加入清水500 mL，煎煮1小时，加入适量食盐调味即可。

③功用：本药膳方滋阴降火，适用于虚火牙痛。

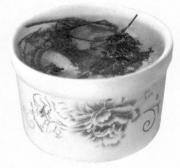

地稔瘦肉汤

岗　梅

【瑶药名】百解木。

【来源】本品为冬青科植物秤星树*Ilex asprella*（Hook. et Arn.）Champ. ex Benth.的干燥根。

【采集加工】全年均可采挖，洗净，趁鲜切片，干燥。

【性味与归经】味苦、微甘，性凉。归肺、胃经。

【功效与主治】瑶医　清热解毒，止咳化痰。用于哈轮（感冒）、碰累（痢疾）、怒哈（咳嗽）、更喉闷（咽喉肿痛）、牙闷（牙痛）、汪逗卜冲（烧烫伤）。

中医　清热解毒，生津利咽，散瘀止痛。用于感冒发热、咽喉肿痛、热病口渴、百日咳等。

【用法用量】煎服，15～30 g。外用适量，捣敷患处。

【注意事项】脾胃虚寒者及孕妇慎用。

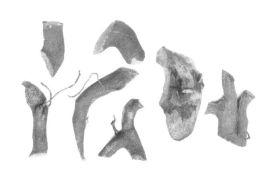

岗梅

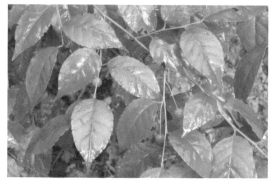

岗梅植株

【药膳方】

1.岗梅根炖鸭蛋

①材料：岗梅根40 g，蒲公英25 g，鸭蛋1个。

②做法：鸭蛋煮熟后去壳，再将蒲公英和岗梅根洗净切细，一起放入砂锅中，加入清水炖煮熟后即可食用。

③功用：本药膳方解毒、活血、消痛，适用于乳腺增生和乳腺炎。

2.岗梅根瘦肉汤

①材料：岗梅根30 g，甘草6 g，猪瘦肉120 g，食盐适量。

②做法：岗梅根洗净切碎，甘草洗净，猪瘦肉洗净，一起放入锅内，加清水适量，用武火煮沸后改文火煮1小时，加入食盐调味即可。

③功用：本药膳方甘甜可口，清热解毒、生津止渴、利咽，适用于热毒引起的咽喉肿痛。

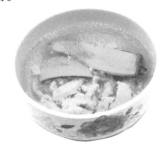

岗梅根瘦肉汤

苏 木

【来源】本品为豆科植物苏木*Caesalpinia sappan* Linn.的干燥心材。

【采集加工】多于秋季采伐，除去白色边材，干燥。

【性味与归经】味甘、咸，性平。归心、肝、脾经。

【功效与主治】活血祛瘀，消肿止痛。用于腰痛、闭经、痛经、产后腹痛、风湿痹痛、痈疮、跌打损伤。

【用法用量】煎服，3～9 g。外用适量，研末撒患处。

【注意事项】孕妇及月经过多者慎用。

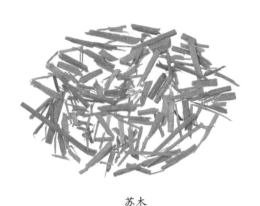

苏木

苏木植株

【药膳方】

1.黑豆红糖苏木饮

①材料：苏木2～3 g，黑豆30 g，红糖30 g。

②做法：先将苏木洗净，放入锅中，加适量清水，用武火煮沸5～10分钟后去渣，倒入高压锅中加入黑豆炖煮10～20分钟。关火开锅后放入红糖，用文火再熬煮20分钟即可食用。

③功用：本药膳方味道甘甜，黑豆健脾利湿、补肾益阴，红糖补中缓急，苏木活血化瘀，适用于腰痛、闭经、痛经、产后腹痛。

2.苏木乌鸡汤

①材料：苏木2～3 g，乌鸡1只，红糖100 g，大枣2～3枚，生姜片、食盐、黄酒各适量。

②做法：将乌鸡去毛及肠杂，洗净，整只放入瓦煲中，加入洗净的大枣、切成小段的苏木及适量的生姜片、食盐、黄酒、清水，用武火煮沸5～10分钟，撇去浮沫，改用文火炖煮30～60分钟，加适量食盐调味即可。

③功用：乌鸡补人之精气血，大枣补脾胃、益气血，苏木活血、化瘀、止痛。本药膳方适用于体虚乏力、痛经、产后腹痛。

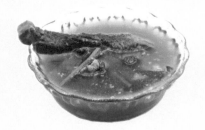

苏木乌鸡汤

走马胎

【瑶药名】血风。

【来源】本品为紫金牛科植物走马胎 *Ardisia gigantifolia* Stapf 的干燥根及根茎。

【采集加工】全年均可采挖，洗净，除去须根，干燥。

【性味与归经】味辛，性温。归肝经。

【功效与主治】瑶医　祛风活络，消肿止痛，生肌止血。用于崩闭闷（风湿性关节炎、类风湿性关节炎）、播冲（跌打损伤）、扁兔崩（偏瘫）、荣古瓦崩（产后风）、本藏（贫血）、辣给昧对（月经不调、闭经）、辣给闷（痛经）、荣古瓦流心黑（产后虚弱）。

中医　祛风湿，壮筋骨，活血祛瘀。用于风湿筋骨疼痛、跌打损伤、产后血瘀、痈疽溃疡。

【用法用量】煎服，9～15 g。

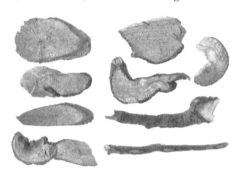

走马胎

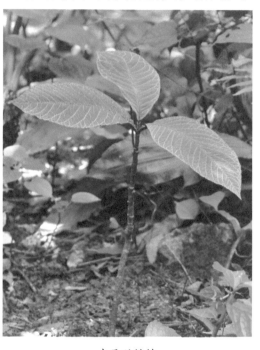

走马胎植株

【药膳方】

1.走马胎温补汤

①材料：鲜走马胎嫩叶50 g，鸡蛋3个，甜酒酿250 g，食盐适量。

②做法：将走马胎嫩叶焯水晾干。取甜酒酿放入砂锅内，加入清水适量，以武火煎沸，放入打散的鸡蛋拌匀煮熟，再放入走马胎嫩叶，调文火煮5分钟，下适量食盐调味，停火出锅。

③功用：本药膳方味道清甜可口，鸡蛋营养丰富，甜酒酿温补祛寒，加上走马胎叶清温、益补气血，故有温肾、祛寒、除湿之效，适用于产后体虚或贫血引起的手脚麻木等。

2.走马猪尾汤

①材料：走马胎根50 g，枫树子7个，猪尾巴1条，香菇10 g，食盐适量。

②做法：猪尾巴洗净切段备用。走马胎根洗净切片，枫树子洗净，一同放入砂锅内，放入适量清水以武火煮沸后，再放入猪尾巴、香菇，调文火煲30分钟即可出锅。加入少许食盐调味，去药渣，食肉喝汤。

③功用：本药膳方益气补血、疏通经络、健脾和胃，口感清香，适用于风湿痹痛、气血两虚、手脚麻木等。

3.走马胎酒

①材料：走马胎500 g，35度左右白酒3000 mL。

②做法：将走马胎切片，置于宽口瓶内，倒入白酒浸泡2个月过滤即成（可重复浸泡一次）。

③功用：本药膳方祛风除湿，适用于风湿骨痛、关节痛、腰痛、骨质增生等。

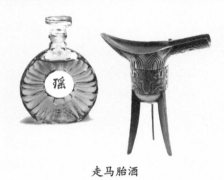

走马胎酒

苎麻根

【来源】本品为荨麻科植物苎麻 *Boehmeria nivea*（L.）Gaud. 的干燥根及根茎。

【采集加工】冬季至翌年春季采挖，除去杂质，洗净，切片，干燥。

【性味与归经】味甘，性寒。归肝、肾经。

【功效与主治】止血，安胎。用于胎动不安、先兆性流产、尿血。外治痈肿初起。

【用法用量】煎服，9～30 g。外用鲜品适量，捣敷患处。

【注意事项】无实热者慎服，胃弱泄泻者勿服，诸病没有血热者亦不宜用。

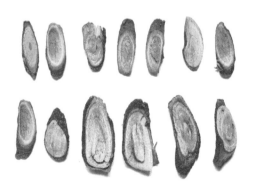

苎麻根

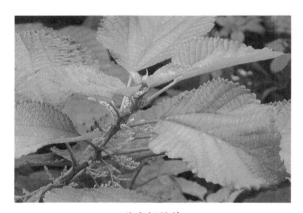

苎麻根植株

【药膳方】

1.苎麻根大肠汤

①材料：苎麻根20 g，猪大肠100 g，生姜3片，料酒、食盐各适量。

②做法：苎麻根洗净，猪大肠洗净切段，一起放入砂锅内，加入生姜、料酒、清水适量，以武火煮沸后改文火煮40分钟，出锅后放适量食盐调味。

③功用：本药膳方适用于脱肛。

2.苎麻根煲猪肚

①材料：苎麻根50 g，猪肚1具，黄芪30 g，蜜枣3枚，葱花、食盐各适量。

②做法：把苎麻根、猪肚洗净，猪肚切丝，蜜枣去核，一起放入砂锅内，加入清水适量，以武火煮沸后改文火煮1小时，出锅后放适量葱花、食盐等调味。

③功用：本药膳方健脾、益气、升阳，适用于胃下垂。

3.苎麻根乌鸡汤

①材料：苎麻根50 g，乌鸡1只，生姜3片。

②做法：将乌鸡去毛及内脏，洗净。其他材料一起放进鸡肚里，放入砂锅内，加入清水适量，以武火煮沸后改文火煮1小时，出锅后放适量食盐调味。

③功用：乌鸡内含丰富的黑色素、蛋白质、B族维生素等，滋阴补血、增强免疫力；苎麻根止血安胎。本药膳方口感清香，滋阴、养血、安胎，适用于习惯性流产、月经不调、崩漏等。

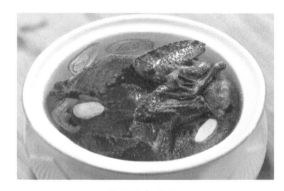

苎麻根乌鸡汤

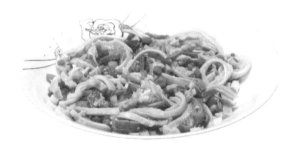

苎麻根煲猪肚

刺 苋

【来源】本品为苋科植物刺苋*Amaranthus spinosus* L.的全草。

【采集加工】春、夏、秋季均可采收，洗净，鲜用或晒干。

【性味与归经】味甘，性微寒。

【功效与主治】清热毒，除湿毒，止血，消痈。用于胃出血、便血、痔疮、胆囊炎、胆石症、痢疾、泄泻、带下、淋证、咽痛、湿疹、蛇虫咬伤等。

【用法用量】煎服，9～15 g（鲜品30～60 g）。外用适量，捣敷患处。

【注意事项】本品有小毒，服量过多有头晕、恶心、呕吐等不良反应。经期、孕期禁服。

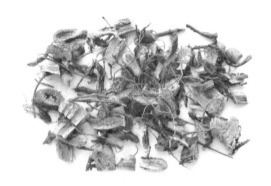

刺苋

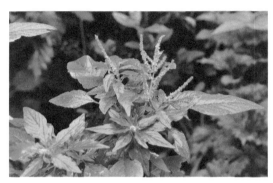

刺苋植株

【药膳方】

》》 刺苋煲

①材料：刺苋15 g，地榆10 g，猪大肠300 g，生姜3片，食用油、食盐各适量。

②做法：用纱布袋将洗净的刺苋、地榆包好，先浸泡30～60分钟，然后与洗净的猪大肠、生姜一起投入砂煲内，加适量水，以武火煮沸后改文火煨炖1小时，起煲时放入少许食用油、食盐即可。

③功用：刺苋清热除湿、止血消肿；地榆凉血解毒、止血。本药膳方清热、利湿、止血，适用于下焦湿热导致的痔疮、便血、肛周肿痛，疮疡痈肿，血热出血。

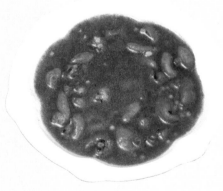

刺苋煲

金果榄

【瑶药名】地苦胆。

【来源】本品为防己科植物金果榄*Tinospora capillipes* Gagnep.或青牛胆*Tinospora sagittata*（Oliv.）Gagnep.的干燥块根。

【采集加工】秋、冬季采挖，除去茎及须根，洗净，干燥。

【性味与归经】味苦，性寒。归肺、大肠经。

【功效与主治】瑶医 舒筋活络，祛风除湿，消肿止痛。用于闭闷（风湿痹痛）、改闷（腰痛、腰肌劳损）、锥碰江闷（坐骨神经痛）、播冲（跌打损伤）、扁免崩（偏瘫）、碰脑（骨折）、眸名肿毒（无名肿毒）、疟椎闷（乳腺炎）。

中医 清热解毒，利咽，止痛。用于咽喉肿痛、痈疽疔毒、泄泻、痢疾、脘腹热痛。

【用法用量】煎服，3～9 g。外用适量，研末吹喉或醋磨涂敷患处。

【注意事项】脾胃虚弱者慎服。

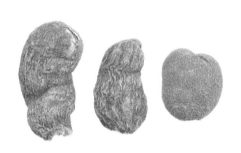

金果榄

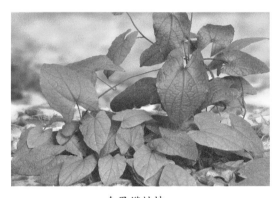

金果榄植株

【药膳方】

≫ 金果榄蜂蜜饮

①材料：金果榄5 g，蜂蜜10 g。

②做法：金果榄洗净，加沸水浸泡半小时，放入蜂蜜搅拌均匀即可饮用。

③功用：蜂蜜消炎、祛痰、润肺、止咳；金果榄清热解毒、利咽。本药膳方味道甘甜微苦，止咳利咽、清热止痛，适用于咽喉肿痛、扁桃体炎、口腔炎等属于实火上炎症状。

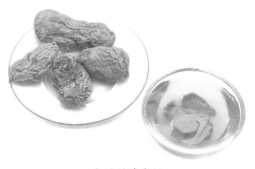

金果榄蜂蜜饮

金线莲

【来源】本品为兰科植物金线兰*Anoectochilus roxburghii*（Wall.）Lindl. 的全草。

【采集加工】夏、秋季采收，洗净，鲜用或晒干。

【性味与归经】味甘、性平。归肺、肝、肾、膀胱经。

【功效与主治】清热凉血，除湿解毒，固肾平肝。用于高烧不退、小儿惊风、糖尿病、肺热咳嗽、肺结核咯血、尿血、破伤风、肾炎水肿、风湿痹痛、支气管炎、膀胱炎、血尿、肝炎、风湿性关节炎、肿瘤。

【用法用量】煎服，9～15 g。外用鲜品适量，捣敷患处。

【注意事项】不宜久服。体寒者慎用。

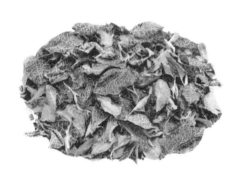
金线莲

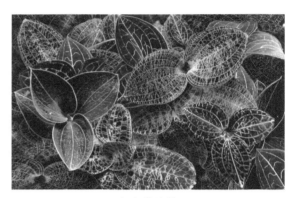
金线莲植株

【药膳方】

1.金线莲鸡肉汤

①材料：金线莲6 g，母鸡（宰杀处理好）1只，生姜15 g，葱白25 g，食盐、味精各适量。

②做法：将金线莲、生姜、葱白洗净备用，生姜切片，葱白切段。将母鸡放入锅中，加适量清水，以武火煮沸后放入生姜、葱白、金线莲，再以文火煮至肉烂，放入食盐、味精少许即可。食肉喝汤。

③功用：金线莲清热凉血、除湿解毒；母鸡温中益气、补虚劳、健脾益胃。本药膳方祛风湿、活络止痛，适用于风湿膝痛、肝炎等。

2.金线莲排骨百合汤

①材料：金线莲10 g，排骨500 g，枸杞20 g，百合20 g，食盐适量。

②做法：将排骨洗净后放入沸水中余烫后捞起，与金线莲、百合、枸杞一同放入锅中，用武火煮沸后改文火炖40分钟。煮至排骨软嫩后，加适量食盐调味即可。

③功用：金线莲清热解毒、除湿；百合养阴、润肺、止咳；枸杞养肝肾、润肺明目；排骨强健筋骨。本药膳方味甘甜，祛湿、润肺止咳、养肝肾，适用于肺热久咳、风湿痹痛。

≫ 3.金线莲茶

①材料：金线莲5 g，白茅根15 g，蜂蜜2勺。

②做法：将金线莲、白茅根洗净，放入锅中加水适量，煎煮半小时后去渣取汁，再加入蜂蜜调味即可。

③功用：金线莲清热凉血、除湿解毒；白茅根凉血止血、清热利尿、清肺胃热。本药膳方味甘甜，清热解毒、凉血利尿，适用于肺热咳嗽、肺结核咯血、尿血、风湿痹痛、肾炎水肿等。

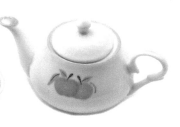

金线莲茶

金樱根

【瑶药名】金樱根。

【来源】本品为蔷薇科植物金樱子 *Rosa laevigata* Michx.、小果蔷薇 *Rosa cymosa* Tratt. 或粉团蔷薇 *Rosa multiflora* Thunb. var. *cathayensis* Rehd. et Wils.的干燥根及根茎。

【采集加工】全年均可采收，除去泥沙，趁鲜砍成段或切厚片，干燥。

【性味与归经】味甘、酸、涩，性平。归脾、肝、肾经。

【功效与主治】瑶医 涩肠固精，益肾补血，壮筋骨。用于悲寐掴（神经衰弱）、尼椎轩（肾炎）、娄精（遗精）、别带病（带下病）、本藏（贫血）、藏紧邦（崩漏）、免黑泵卡西（脾虚泻泄）、泵黑怒哈（肺虚咳嗽）。

中医 清热解毒，利湿消肿，收敛止血，活血散瘀，固涩益肾。用于滑精、遗尿、痢疾、泄泻、崩漏带下、子宫脱垂、痔疮。

【用法用量】煎服，15～60 g。外用适量，捣敷或煎水洗患处。

【注意事项】外邪内侵、湿热下注所致遗精、尿频等患者不宜使用。

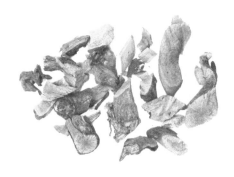

金樱根

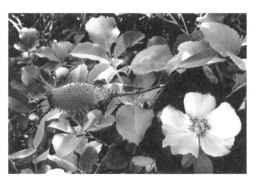

金樱根植株

【药膳方】

1.金樱根猪骨髓汤

①材料：金樱根15 g，猪骨髓200 g，葱、生姜、食盐各适量。

②做法：将猪骨髓、金樱根、葱、生姜洗净，葱切段，生姜切片。水置于锅中加葱段、姜片，将猪骨髓放入沸水烫一下，捞出用清水洗净备用。把金樱根、猪骨髓放入炖盅，盖上盖子，放入锅里隔水炖30分钟，放入适量食盐即可食用。

③功用：本药膳方味道爽滑可口，固精涩肠、养阴益髓，适用于脾虚泄泻、腰脊酸痛、风湿关节痛、遗精、崩漏带下、子宫脱垂。

2.金樱根鸡蛋汤

①材料：金樱根15 g，鸡蛋2个，生姜、花生油、葱花、食盐各适量。

②做法：金樱根洗净，用冷水浸泡10~20分钟后捞出备用；生姜洗净，切丝备用；鸡蛋加入适量的食盐打散备用。干净锅中加适量花生油，待油热后放入姜丝、金樱根爆炒，再加入适量清水，以武火煮沸后放入鸡蛋液，改文火煮沸，下适量食盐调味，出锅时加入葱花即可。

③功用：土鸡蛋含有丰富的蛋白质、脂肪、维生素等，润肺、健脾、补虚。本药膳方味道香滑可口，健脾益气、涩肠固精，适用于中气下陷所致遗精、崩漏带下、脱垂、小儿遗尿。

3.金樱根枸杞蜂蜜茶

①材料：金樱根15 g，枸杞子20 g，蜂蜜1勺。

②做法：将金樱根、枸杞子洗净，加1000 mL水煎煮半小时。去渣取汁，放入蜂蜜搅拌均匀即可饮用。

③功用：金樱根收敛固涩；枸杞子扶正固本、生精补髓、益肾养阴。本药膳方味道甘甜，适用于滑精、遗尿、子宫脱垂、痢疾泄泻、崩漏带下。

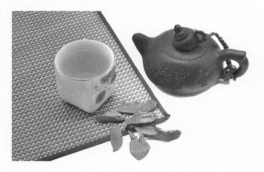

金樱根枸杞蜂蜜茶

附：金樱子

【来源】本品为蔷薇科植物金樱子*Rosa laevigata* Michx. 的干燥果实。

【药膳方】

▶▶ 1.金樱子茶

①材料：金樱子30 g，党参9 g。

②做法：将金樱子去外刺和内瓤，洗净，与党参一同放入砂锅内，加入1000 mL水煎煮，水沸取汁即可饮用。

③功用：金樱子固精缩尿、固崩止带、涩肠止泻；党参补中益气、健脾益肺。本药膳方适用于久虚泄泻下痢、遗精滑精、尿频遗尿、崩漏带下。

▶▶ 2.金樱子酒

①材料：金樱子（经霜后）500 g，50度左右白酒2500 mL。

②做法：除去金樱子的外刺和内瓤，用清水洗净，捣烂，装入纱布袋里，扎紧袋口，放入白酒里浸泡，密封。每隔一日摇动1次或2次，3个月后取清酒加热饮用，每日饮用不超过25 mL。

③功用：本药膳方收涩止遗、补肾壮阳，适用于肾虚不固、小便频繁、早泄、遗精、脾泄下利。

罗汉果

【来源】本品为葫芦科植物罗汉果*Momordica grosvenori* Swingle的干燥果实。

【采集加工】秋季果实由嫩绿色变深绿色时采收，晾数天后，低温干燥。

【性味与归经】味甘，性凉。归肺、大肠经。

【功效与主治】清热润肺，滑肠通便。用于肺火燥咳、咽痛失音、暑热口渴、肠燥便秘。

【用法用量】煎服，9～15 g。

【注意事项】肺寒及脾胃虚寒者忌服。

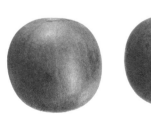

罗汉果

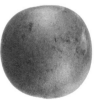

罗汉果植株

【药膳方】

1.桑菊决明罗汉茶

①材料：罗汉果10 g，桑叶15 g，杭白菊10 g，决明子30 g。

②做法：将上述食材一起放入养生壶内，加入清水1500 mL，煎煮20分钟，去渣取汁，代茶饮。

③功用：本药膳方甘润可口，清肺润燥、清肝明目，现代研究证明还可降血脂、降血压。适用于秋季一般人群饮用，也可用于燥热伤肺、咽干咳嗽、肝热目赤、肝阳上亢及高脂血症等的辅助治疗。

2.罗汉果粥

①材料：罗汉果半个，粳米50 g。

②做法：将粳米与罗汉果一起放入锅中，加清水适量共煮。可酌情加入生姜、葱花、食盐等调味食用。

③功用：罗汉果清热润肺、滑肠通便；粳米健脾补虚。本药膳方适用于急性气管炎、急性扁桃体炎等。

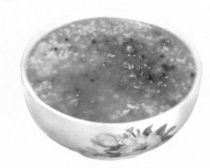

罗汉果粥

苦地胆

【来源】本品为菊科植物地胆草 *Elephantopus scaber* L.的全草

【采集加工】夏、秋之间花期前采挖，洗净，鲜用或晒干。

【性味与归经】味苦，性寒。归肺、肝经。

【功效与主治】清热解毒，利水消肿。用于感冒、百日咳、扁桃体炎、咽喉炎、眼结膜炎、黄疸、肾炎水肿、月经不调、白带异常、疮疖、湿疹、虫蛇咬伤。

【用法用量】煎服，15～30 g（鲜品60 g）。

【注意事项】体质虚寒者不宜使用，孕妇慎服。

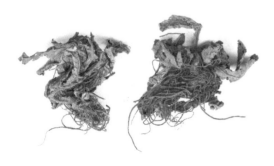

苦地胆

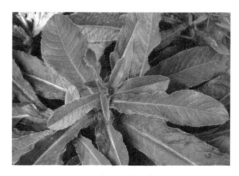

苦地胆植株

【药膳方】

》》1.苦地胆猪瘦肉汤

①材料：苦地胆30 g，猪瘦肉300 g，生姜3片，食盐、花生油各适量。

②做法：苦地胆浸泡、洗净；猪瘦肉洗净，切成块状，然后与生姜一起放入瓦煲内，加入清水2500 mL（约10碗水量），以武火煲沸后改文火煲约2.5小时，调入适量的食盐和花生油即可。

③功用：猪瘦肉滋阴润燥，苦地胆清热凉血、解毒利湿。本药膳方味道香软可口，清热解毒、利湿消肿，适用于风热咳嗽、扁桃体炎、咽喉炎、眼结膜炎、黄疸、肾炎水肿、月经不调、白带异常、疮疖、湿疹等。

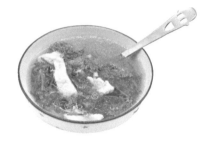

苦地胆猪瘦肉汤

》》2.苦地胆根炖鸭蛋

①材料：苦地胆15 g，鸭蛋2个。

②做法：将苦地胆洗净切碎，用白纱布包好，扎紧，放入砂锅内，加水适量，煎取汁液。拣去药包，打入鸭蛋，炖至鸭蛋熟透即可。食蛋饮汤。

③功用：苦地胆清热解毒、利水消肿；鸭蛋清肺去热、滋阴养血、开胃消食。本药膳方味道爽滑可口，适用于病后体虚、燥热咳嗽、咽干喉痛、肾炎水肿、湿疹。

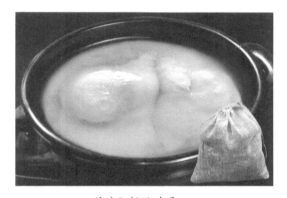

苦地胆根炖鸭蛋

苦丁茶

【瑶药名】富丁茶。

【来源】本品为冬青科植物苦丁茶 *Ilex kudingcha* C. J. Tseng 的干燥叶。

【采集加工】全年均可采收，除去杂质，阴干。

【性味与归经】味苦、甘，性寒。归肝、肺、胃经。

【功效与主治】瑶医　清热利湿，散风热，清头目，除烦渴。用于泵烈竞（尿路感染）、盖敬（前列腺炎）、伯公闷（头痛）、牙闷（牙痛）、补经仲闷（目赤肿痛）、碰累（痢疾）。

中医　疏风清热，除烦解渴，明目生津。用于风热头痛、牙齿痛、目赤、聍耳、口疮、热病烦渴、泄泻、痢疾。

【用法用量】煎服，3～9 g。外用适量，煎水熏洗或涂搽患处。

【注意事项】脾胃虚寒者、经期女性忌服。

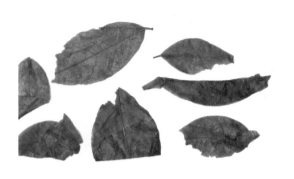

苦丁茶

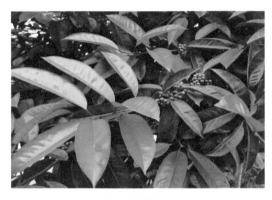

苦丁茶植株

【药膳方】

➤➤ 1.苦丁饮

① 材料：苦丁茶3 g，冰糖10 g。

② 做法：苦丁茶与冰糖同放入玻璃杯中，加入沸水200 mL冲泡，2～3分钟即可饮。

③ 功用：苦丁茶清肝泻火；冰糖补中益气、清热降浊、养阴生津，甘甜爽口。本药膳方味道甘苦，清肝、泻火、解毒、养阴生津，适用于少阳郁热体质、肝火内生、头痛头晕、面红目赤。

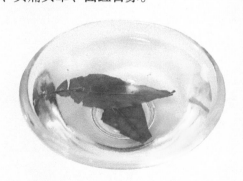

苦丁饮

➤➤ 2.苦丁山药煲苦瓜

① 材料：苦丁茶、山药各15 g，苦瓜250 g，猪瘦肉50 g，生姜、葱、鸡汤、食盐、生抽、味精、花生油各适量。

② 做法：先将苦丁茶水煎2次，去渣取汁；山药洗净切片；苦瓜去瓤，洗净切片；猪瘦肉洗净，切薄片；生姜切丝，葱切段。再将炒锅烧热，加入花生油，烧至六成热，加入猪肉片，炒至猪肉变色时下苦瓜、山药、生姜、葱、食盐、生抽、鸡汤，烧沸后撇去浮沫，再加入苦丁茶汁，烧沸后改用文火炖至苦瓜熟、汤稠，调入味精，拌匀即可。佐餐食用。

③ 功用：苦丁茶清肝泻火；山药益气健脾、养阴生津；苦瓜清热泻火；猪瘦肉补虚强身、滋阴润燥。本药膳方味道甘微苦，清肝泻火解毒、益气健脾、补虚强身，适用于原发性高血压合并糖尿病，以眩晕头痛、口渴多饮、多尿为主症者。

茅 莓

【瑶药名】拦路蛇。

【来源】本品为蔷薇科植物茅莓*Rubus parvifolius* L.的干燥地上部分。

【采收加工】春、夏季花开时采割，除去杂质，干燥。

【性味与归经】味苦、涩，性微寒。归心、肝经。

【功效与主治】清热解毒，散瘀止血，杀虫疗疮。用于感冒发热、咳嗽痰血、痢疾、跌打损伤、产后腹痛、疥疮、疔肿、外伤出血。

【用法用量】煎服，10～15 g；或浸酒。外用适量，捣敷或煎水熏洗、研末撒患处。

【注意事项】孕妇忌用。

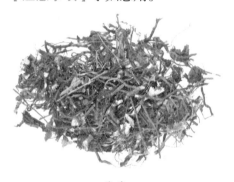

茅莓

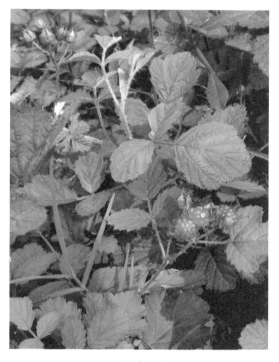

茅莓植株

【药膳方】

1.茅莓根酒

①材料：鲜茅莓根500 g，50度左右白酒1000 mL。

②做法：鲜茅莓根洗净，去外层粗皮，切碎，用白酒浸2个月以上，过滤，去渣饮酒。

③功用：茅莓根祛风除湿、散瘀止血；白酒活血化淤、舒筋通络。本药膳方止血消肿、化瘀通络，适用于血出肿痛、丝虫腿肿者。每次服30 mL，每日1次，睡前服。连服4天为1个疗程，可以消肿。带虫期患者服药15～18日后复查，多获转阴。

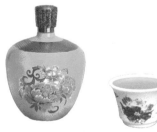

茅莓根酒

≫ 2.茅莓猪脚汤

①材料：鲜茅莓根500 g，猪脚500 g，食盐适量。

②做法：鲜茅莓根洗净，去外层粗皮，切碎；猪脚切块，水飞去污血。将全部材料一起放入砂锅，加入清水适量，以武火煮沸后转文火煲1～2小时。出锅后加食盐调味，去药渣，食肉喝汤。

③功用：茅莓根祛风除湿、清热解毒、散瘀止血、杀虫疗疮；猪脚补钙、补虚。本药膳方壮骨滋阴、通络除湿，适用于吐血、跌打损伤、产后腹痛、痔疮、风湿关节痛、腰腿疼痛等。

≫ 3.茅莓冰糖饮

①材料：鲜茅莓根500 g，冰糖适量。

②做法：将鲜茅莓根洗净，去外层粗皮，切碎，加水适量煎煮，过滤，去渣取汁。加入冰糖溶化后当茶饮，一日数次，连服数日。

③功用：茅莓根清热解毒、祛风利湿、活血止血、利尿通淋；冰糖润肺生津。本药膳方味道甘甜，清热解毒、利湿通淋，适用于感冒高热、咽痛、风湿痹痛、肝炎、水肿、小便淋痛等。

岩黄连

【来源】本品为罂粟科植物石生黄堇 *Corydalis saxicola* Bunting的全草。

【采集加工】秋季采挖，除去泥沙，切段，鲜用或干燥。

【性味与归经】味苦，性凉。归肝经。

【功效与主治】清热利湿，散瘀消肿。用于疮疖肿毒、肝炎、肝硬化、肝癌。

【用法用量】煎服，3～15 g。外用适量，捣敷患处。

【注意事项】忌燥、辣食物。

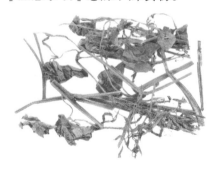

岩黄连

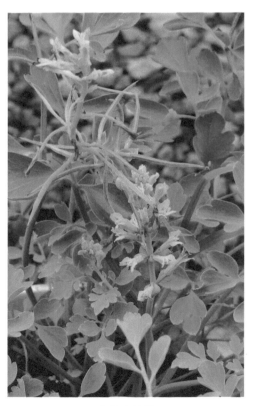

岩黄连植株

【药膳方】

1.岩黄连蒸酒

①材料：岩黄连15 g，黄酒100 mL。

②做法：岩黄连洗净，倒入黄酒，以小火慢蒸30分钟即可。

③功用：岩黄连清热利湿、散瘀消肿；黄酒通络散瘀。本药膳方适用于痔疮出血、红痢。

2.岩黄连双蔬沙拉

①材料：鲜岩黄连30 g，苦菊、黄瓜、紫甘蓝各50 g，沙拉酱、橄榄油、食盐各少许。

②做法：苦菊、黄瓜、紫甘蓝洗净切丝，岩黄连洗净切碎，备用。上述食材与沙拉酱、橄榄油、食盐拌匀即可。

③功用：本药膳方清热毒、除湿毒，适用于湿热证或实热证等，亦适用于湿热体质人群。

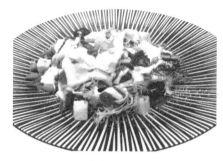

岩黄连双蔬沙拉

肾 蕨

【来源】本品为骨碎补科植物肾蕨Nephrolepis auriculata（L.）Trimen的地下块茎。

【采集加工】全年均可采挖，洗净，晒干或鲜用。

【性味与归经】味甘、淡、微涩，性凉。归肝、肾、胃、小肠经。

【功效与主治】清热利湿，止咳通淋，消肿解毒。用于外感发热、肺热咳嗽、黄疸、淋浊、小便涩痛、泄泻、痢疾、带下、疝气、乳痈、疮疡、瘰疬痰核、烧烫伤、金刀损伤。

【用法用量】煎服，6～15 g（鲜品30～60 g）。外用适量，鲜块茎捣敷患处。

【注意事项】忌食萝卜及酸辣等食物。

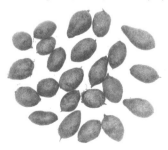

肾蕨

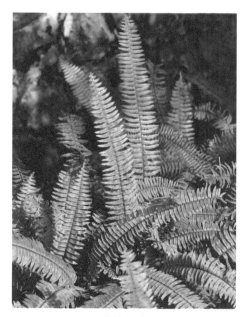

肾蕨植株

【药膳方】

▷▷▷ 肾蕨饮

①材料：肾蕨15 g，陈皮10 g，冰糖适量。

②做法：将肾蕨和陈皮洗净放入500 mL冷水中，以武火煮沸后改文火煮5分钟。关火待凉，用漏勺将肾蕨和陈皮捞出留汁，加入适量冰糖即可。每日服1次或2次。

③功用：肾蕨清热毒；陈皮理气健脾、调中燥湿；冰糖清热解毒、止咳化痰。本药膳方适用于外感风热或温病初起所致感冒、发热、咳嗽。

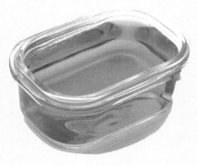

肾蕨饮

肿节风

【瑶药名】九节风。

【来源】本品为金粟兰科植物草珊瑚*Sarcandra glabra*（Thunb.）Nakai.的干燥全草。

【采集加工】夏、秋季采收，除去杂质，切段，晒干。

【性味与归经】味苦、辛，性平。归心、肝经。

【功效与主治】瑶医 清热解毒，祛风除湿，消肿止痛，杀菌。用于泵虾（肺炎）、改闷（腰痛、腰肌劳损）、锥碰江闷（坐骨神经痛）、碰累（痢疾）、港叉闷（阑尾炎）、崩闭闷（风湿性关节炎、类风湿性关节炎）、播冲（跌打损伤），碰脑（骨折）。

中医 清热凉血，活血消斑，祛风通络。用于血热发斑发疹、风湿痹痛、跌打损伤。

【用法用量】煎服，15～30 g（鲜品30～60 g）。外用适量，水煎洗或捣敷患处。

【注意事项】阴虚火旺者及孕妇忌服。

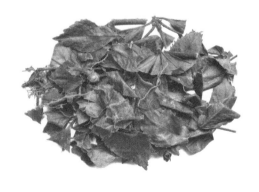

肿节风

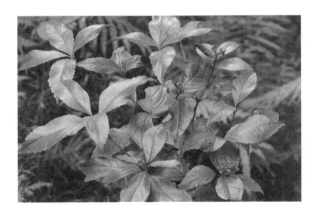

肿节风植株

【药膳方】

1.肿节风茶叶蛋

①材料：肿节风15～20 g，益母草15 g，川芎10 g，红花6 g，鸡蛋6个，姜丝适量，食盐少许。

②做法：先将前四味药洗净浸泡1～2小时，加水，以武火煮沸后改文火熬30分钟，再把鸡蛋放入同煮，加入适量食盐、姜丝。蛋熟后打破蛋皮，以文火煮至蛋清变成紫红色即可。

③功用：肿节风、益母草活血调经；川芎为血中之气药，配合红花，加强活血调经之功效；鸡蛋含有丰富的蛋白质、脂肪、维生素等，滋阴润燥、健脾补虚。本药膳方适用于体虚血少、瘀血内阻引起的痛经、月经量少、皮肤瘀斑、眩晕头痛。

2.肿节风痛风茶

①材料：肿节风10 g，土茯苓8 g，绵萆薢6 g，泡茶袋（以7厘米×9厘米大小为宜）。

②做法：将以上三味药研末，搅拌均匀后，放入泡茶袋封好。加入100 ℃的沸水中浸泡，温度合适时饮用，每日1剂。

③功用：肿节风祛风除湿、活血消肿；土茯苓解毒除湿、通利关节，绵萆薢利湿去浊。本药膳方适用于风湿痹阻引起的痛风、关节红肿热痛。

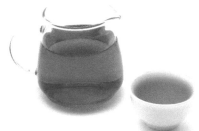

肿节风痛风茶

蚂蝗七

【来源】本品为苦苣苔科植物蚂蝗七 *Chirita fimbrisepala* Hand.–Mazz.的干燥根状茎。

【采集加工】全年均可采挖，晒干。

【性味与归经】味微苦，性凉；有小毒。归肺、脾、胃经。

【功效与主治】健脾消食，清热利湿，活血止痛。用于小儿疳积、胃痛、肝炎、痢疾、肺结核咯血；外用治刀伤出血、无名肿毒、跌打损伤。

【用法用量】煎服，9～15 g。外用鲜根捣敷患处或干根研粉调水敷患处。

【注意事项】孕妇忌用。

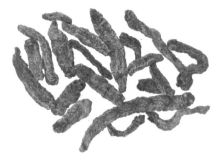

蚂蝗七

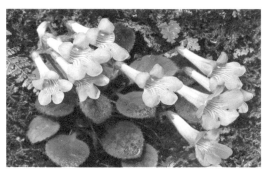

蚂蝗七植株

【药膳方】

1.蚂蝗七鱼汤

①材料：蚂蝗七5 g，饿蚂蝗10 g，鱼肉500 g，食盐适量。

②做法：蚂蝗七、饿蚂蝗、鱼肉洗净切小块，一起放入砂锅内，加入清水

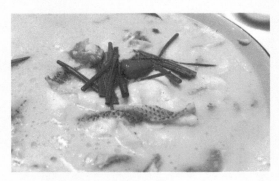

蚂蝗七鱼汤

适量，以武火煮沸后转文火煲1～2小时。出锅后加适量食盐调味，去药渣，食肉喝汤。

③功用：蚂蝗七健脾消食、清热利湿；饿蚂蝗补虚、活血止痛、解毒消肿。本药膳方健脾利湿、补虚止痛，适用于体虚乏力、小儿疳积、胃痛、肝炎等。

2.蚂蝗七炖瘦肉

①材料：蚂蝗七9 g，猪瘦肉50 g。

②做法：蚂蝗七洗净，猪瘦肉洗净切小块，两者共煎，适当调味，食肉喝汤。

③功用：本药膳方消食化积，适用于体虚乏力、小儿疳积等。

荠　菜

【来源】本品为十字花科植物荠菜*Capsella bursa-pastoris*（L.）Medic.的全草。

【采集加工】3～5月采收，除去枯叶杂质，洗净，鲜用或晒干。

【性味与归经】味甘、淡，性凉。归肝、肺、脾经。

【功效与主治】和脾，利水，止血，明目。用于痢疾、水肿、淋病、乳糜尿、吐血、便血、血崩、月经过多、目赤疼痛。

【用法用量】煎服，10～15 g（鲜品30～60 g）；或入丸散。外用适量，研末调敷、捣敷或捣汁点眼。

【注意事项】大便溏者慎服；体质虚寒者禁用。

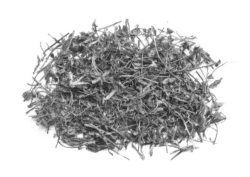

荠菜

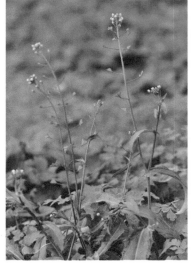

荠菜植株

【药膳方】

1.荠菜拌豆干

①材料：荠菜、豆腐干、食盐、生抽、香油各适量。

②做法：豆腐干洗净切丝，荠菜去根洗净备用；锅内加水烧沸后放入少许食盐，倒入豆腐干丝煮1分钟，捞出沥干水分备用；锅内放入荠菜，水烧沸后立刻捞出沥干备用。将豆腐干丝、荠菜加食盐、生抽、香油拌匀，装盘即可食用。

③功用：本药膳方清热解毒、软坚散结，可做家常菜食用。

2.荠菜粥

①材料：鲜荠菜200 g，粳米50 g。

②做法：鲜荠菜洗净切碎，和粳米煮粥。空腹食。

③功用：本药膳方补虚健脾、明目止血，适用于脾虚体弱所致的肺、胃出血，便血，尿血，暑热伤阴，肝火上炎所致的目赤肿痛，肝阳上亢所致的头目眩晕及水肿，淋症，乳糜尿，等等。

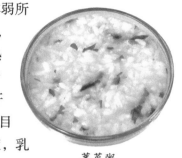

荠菜粥

3.生姜荠菜猪肺汤

①材料：荠菜100 g，猪肺150 g，生姜20 g。

②做法：将猪肺洗净切块，焯水后与生姜加水共煮40分钟，放入洗净的荠菜后煮沸即可。

③功用：本药膳方降压解脂，适用于高血压、高脂血症。

绞股蓝

【瑶药名】盘王茶。

【来源】本品为葫芦科植物绞股蓝*Gynostemma pentaphyllum*（Thunb.）Makino的干燥全草。

【采集加工】夏、秋季采收，除去杂质，洗净，晒干。

【性味与归经】味苦、微甘，性寒。归肺、脾、肾经。

【功效与主治】瑶医 清热解毒，止咳祛痰，生津利咽，补气，抗癌。用于哈紧（气管炎）、篮虷（肝炎）、尼椎虷（肾炎）、就港虷（急性胃肠炎）、样琅病（高血压）、悲寐捆（神经衰弱）、藏窖昧通（脉管炎）、眸名肿毒（无名肿毒、痈疮肿毒）、囊暗（蛇虫咬伤）。

中医 益气健脾，化痰止咳，清热解毒。用于气虚乏力、气津两虚、痰热咳喘、燥痰久咳、热毒疮痈、癌肿、胃脘疼痛、泄泻、咳嗽痰多。

【用法用量】煎服，15～30 g；研末，3～6 g；泡茶饮。外用适量，捣烂涂擦患处。

【注意事项】少数患者服药后，出现恶心呕吐、腹胀腹泻（或便秘）、头晕、眼花、耳鸣等症状。如出现以上症状，可以停药，静养。

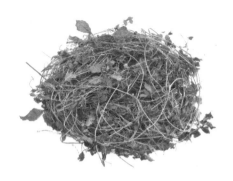

绞股蓝

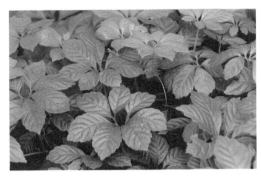

绞股蓝植株

【药膳方】

1.绞股蓝羊肉蘑菇汤

①材料：鲜绞股蓝嫩茎叶、羊肉各100 g，鲜蘑菇50 g，上汤、料酒、食盐、花生油各适量。

②做法：将绞股蓝嫩茎叶洗净，焯水后以凉水浸洗，沥干切段；羊肉洗净切成薄片，加少量料酒和水浸泡；蘑菇洗净，切成片。羊肉焯水后以武火煮沸上汤，捞出放入碗中，撇去汤中浮沫，下蘑菇、食盐，煮沸，下花生油、绞股蓝，再沸2分钟，捞羊肉片入碗中即可食用。

③功用：羊肉补肾壮阳、温补气血、开胃健脾，富含蛋白质和维生素，促进血液循环；蘑菇含有丰富的维生素、蛋白质，补中益气、化痰止咳、通便排毒、提高机体免疫力。本药膳方味道甘甜，适用于免疫力低下、体虚气少、纳谷不香、排便不畅。

2.绞股蓝山药枸杞粥

①材料：绞股蓝15 g，大枣15枚，粳米100 g，山药100 g，枸杞20 g。

②做法：将绞股蓝去除杂质，晒干研末；粳米加水浸泡半小时；山药洗净去皮切块。泡好的粳米放入锅中，加5碗水煮沸，改小火煮粥，加枸杞、山药一起熬煮，稍搅拌，加入绞股蓝小火熬煮30分钟即可。

③功用：绞股蓝益气健脾、化痰止咳、清热解毒；山药低脂、高养分，健脾止泻；枸杞益气助阳、滋阴补肾；大枣补中益气、养血安神、强健骨骼；粳米健脾和胃。本药膳方味道甘甜，补虚降压、清热平肝，适用于脾虚纳差、四肢乏力、胃脘疼痛、咳嗽痰多。

3.绞股蓝玉米须茶

①材料：绞股蓝80 g，玉米须120 g。

②做法：绞股蓝、玉米须洗净后加水1000 mL，煎15分钟，取汁即可。

③功用：绞股蓝益气健脾、化痰止咳、清热解毒；玉米须利水消肿、利湿退黄，可利尿、降血压、降血脂。本药膳方清热降血压、降血脂、健脾开胃，适用于高脂血症、慢性胃肠炎、脾虚纳差、病毒性肝炎。

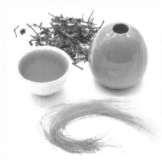

绞股蓝玉米须茶

香 丛

【来源】本品为天南星科植物金钱蒲*Acorus gramineus* Soland.的根茎。

【采集加工】全年均可采挖，除去泥沙杂质，鲜用或晒干。

【性味与归经】味辛，性温。归心、脾、胃经。

【功效与主治】行气止痛，除湿逐寒，解毒利水，豁痰开窍，健脾开胃，醒神益智。用于胸闷腹胀、消化不良、心气胃痛、风寒湿痹、暑痧、水肿、支气管炎、痰涎壅闭、神志不清。

【用法用量】煎服，15～30 g。

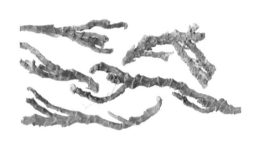

香丛

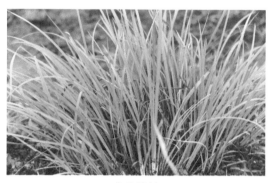

香丛植株

【药膳方】

1.香丛田螺汤

①材料：鲜香丛150 g，田螺1000 g，鲜藿香叶100 g，鲜薄荷叶100 g，生姜丝、辣椒、酸笋、蒜头、食盐各适量。

②做法：将吐泥已处理干净的田螺剪掉尾巴备用；香丛洗净切小片。以武火烧干炒锅，下油爆香生姜丝、蒜头，放入田螺、香丛、辣椒、酸笋、食盐翻炒30分钟，再加藿香叶、薄荷叶、适量清水，调文火煎煮30分钟后停火，出锅即可食用。

③功用：香丛辛香行气、健脾胃，除湿祛风；配以藿香、薄荷芳香化湿，疏风散热，提升胃气，增强食欲，促进肠胃消化功能；炒以田螺清心泻火，利通水道，清除体内血液中的热毒。本药膳方适用于心气胃痛、消化不良、消渴、水肿、肝胆湿热、热淋等。

2.香丛焖洋鸭

①材料：鲜香丛100 g（切小片），西洋鸭肉500 g，香菇50 g，生姜片、蒜蓉、茶油、米酒各适量。

②做法：将西洋鸭肉焯沸水捞出沥干备用；香菇用温开水浸泡10分钟捞出沥干。以武火烧锅，下茶油、西洋鸭、香丛、生姜片、蒜蓉和适量食盐爆炒10分钟，再加入适量米酒、香菇翻炒5分钟，调文火，加入适量清水焖煮30分钟即可出锅食用。

③功用：西洋鸭肉酥软味香可口，香丛辛温通窍、开胃健脾，两者共煮具有温肾阳、健腰膝、补肾益气的功效，尤为适宜于阳虚质、气虚质人群日常食养。

3.香丛肉丸

①材料：香丛20 g，猪肉300 g，鸡蛋1个，葱花、生姜末、食盐、蚝油、玉米淀粉各适量。

②做法：将香丛和猪肉洗净剁成碎末放入大碗中，加入鸡蛋清及适量的葱花、生姜末、蚝油、玉米淀粉、食盐搅拌均匀，用勺子将馅料整成圆球形放入盘子中，油炸即成。

③功用：本药膳方味道爽滑可口，温肾、健脾、补气，适用于体虚乏力、脾肾虚弱泄泻。

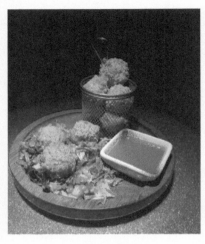

香丛肉丸

鬼针草

【来源】本品为菊科植物鬼针草*Bidens pilosa* Linn.或白花鬼针草*Bidens pilosa* Linn. var. *radiata* Sch. –Bip. 的全草。

【采集加工】夏、秋季花开盛期采收，拣去杂草，鲜用或晒干。

【性味与归经】味苦，性平。归肺、胃、胆、大肠经。

【功效与主治】清热解毒，祛风除湿，活血消肿。用于咽喉肿痛、泄泻、痢疾、黄疸、肠痈、疔疮肿毒、蛇虫咬伤、风湿痹痛、跌打损伤。

【用法用量】煎服，15～30 g（鲜品加倍）；或捣汁。外用适量，捣敷或取汁涂患处，或煎水熏洗患处。

【注意事项】孕妇忌服。

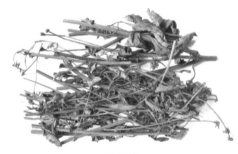

鬼针草

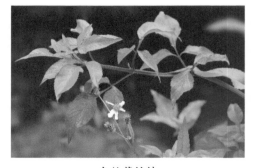

鬼针草植株

【药膳方】

1.鬼针草煮猪肉

①材料：鲜鬼针草嫩叶50～100 g，猪肉50 g。

③做法：鲜鬼针草洗净，猪肉切碎末与鬼针草同煮，佐餐食用。

③功用：本药膳方活血止痛，适用于胃气痛、高血压轻症。

2.鬼针草黄酒

①材料：鲜鬼针草30～60 g，黄酒30 mL。

②做法：鲜鬼针草水煎，另加黄酒，温服。每日1次，一般连服3次。

③功用：本药膳方散瘀止痛，适用于跌打损伤。

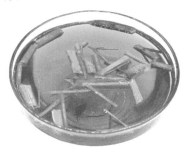

鬼针草黄酒

荷　叶

【来源】本品为睡莲科植物莲*Nelumbo nucifera* Gaertn.的叶。

【采集加工】夏、秋季采收，鲜用；或晒至七八成干时，除去叶柄，折成半圆形或折扇形备用。

【性味与归经】味苦，性平。归肝、脾、胃经。

【功效与主治】清热解暑，升发清阳，凉血止血。用于暑热烦渴、暑湿泄泻、脾虚泄泻、血热吐衄、便血崩漏。荷叶炭收涩化瘀止血，用于多种出血症及产后血晕。

【用法用量】煎服，3～9 g（鲜品15～30 g）；或入丸散。外用适量，煎水洗患处。

【注意事项】气血虚弱者慎服。

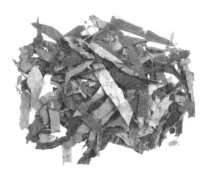

荷叶

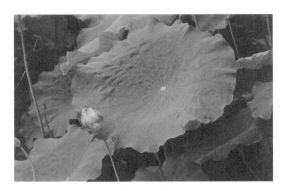

荷叶植株

【药膳方】

≫ 1. 荷叶蒸肉饭

①材料：鲜荷叶5张，猪瘦肉250 g，大米100 g，生抽、食盐、淀粉、食用油各适量。

②做法：瘦猪肉切片，加生抽、食盐、淀粉、食用油拌匀。将肉片和大米混合，用荷叶包成长方形，放蒸笼内蒸30分钟即可。

③功用：本药膳方清热消暑、和胃降浊，适用于暑热证、发热头晕、恶心呕吐、口苦乏力、不思饮食等。

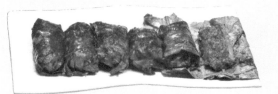

荷叶蒸肉饭

≫ 2. 绿豆双叶粥

①材料：鲜荷叶、鲜竹叶、银花露各10 g，绿豆15～30 g，粳米50～100 g，冰糖适量。

②做法：先将鲜荷叶、鲜竹叶用清水洗净，共煎去渣取汁。绿豆、粳米淘洗干净后加水共煮稀粥，待沸后加入银花露及药汁，以文火缓熬至粥熟，最后调入冰糖即可。

③功用：本药膳方清暑化湿、解表清营，适用于伏暑，症见头痛、全身酸楚、无汗、恶寒发热、心烦口渴、尿黄、苔腻、脉濡数。

桃金娘

【来源】本品为桃金娘科植物桃金娘*Rhodomyrtus tomentosa*（Ait.）Hassk. 的果实或根。

【采集加工】秋季果实成熟时采收，沸水烫过，晒干。根全年均可采挖，鲜用或切段晒干。

【性味与归经】味甘、涩，性平。归心、肝、脾经。

【功效与主治】补血止血，涩肠固精。用于血虚、鼻衄、咳血、胃溃疡、十二指肠溃疡、泄泻、遗精、带下、痢疾、脱肛、烫伤。

【用法用量】煎服，15～30 g（鲜品加倍）；或浸酒。外用适量，烧存性研末调敷患处。

【注意事项】大便秘结者禁服。

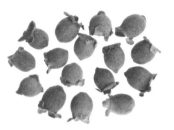

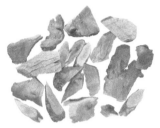

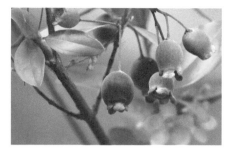

桃金娘果　　　　　　　桃金娘根　　　　　　　　桃金娘植株

【药膳方】

1.桃金娘汁

①材料：桃金娘果（鲜品）150～200 g，蜂蜜适量。

②做法：先用温开水把桃金娘果洗净，放在榨汁机中，加适量纯净水榨汁。根据个人需求，加入适量的蜂蜜，搅拌均匀即可直接饮用。

③功用：蜂蜜补中、润燥、止痛；桃金娘果养血固精。本药膳方味道甘甜，适用于血虚、鼻衄、咳血、遗精。

2.桃金娘果炖猪肚

①材料：桃金娘果100 g，猪肚1具，生姜片、食盐、生抽、黄酒、矿泉水各适量。

②做法：将猪肚洗净，整个纳入锅中，加入适量的水、生姜片和黄酒，用武火煮沸5～10分钟，捞出，用清水洗净，切片，放入瓦煲中，加入洗净的桃金娘果和适量的水、生姜片、食盐、黄酒、生抽，用武火煮沸后改文火炖30～60分钟即可。

③功用：猪肚益气养胃、补虚损；桃金娘果养血固精。本药膳方适用于血虚、胃溃疡、十二指肠溃疡、咳血、遗精、脱肛。

3.桃金娘酒

①材料：桃金娘果500 g，米酒1000 mL。

②做法：将桃金娘果洗净、沥干，放入酒坛中，加米酒搅拌润湿，加盖密封，置阴暗处，浸泡7～10天，滤出酒液装瓶。

③功用：本药膳方适用于贫血、肾精不固、遗精、神经衰弱、耳鸣和产后体虚、劳损内伤、全身乏力、关节酸痛等。

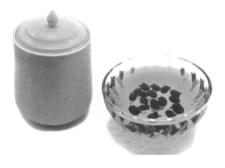

桃金娘酒

4.桃金娘根炖瘦肉

①材料：桃金娘根50 g，猪瘦肉50 g。

②做法：桃金娘根洗净与猪瘦肉同炖，食肉喝汤。

③功用：本药膳方抗菌消炎，适用于妇科炎症轻者。

5.桃金娘根酒

①材料：鲜桃金娘根60 g，白酒适量。

②做法：鲜桃金娘根洗净切碎，炒至焦黄色，酒淬，水煎服。

③功用：本药膳方行气活血，适用于胃脘疼痛属气滞者。

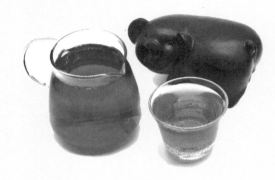

桃金娘根酒

桑寄生

【来源】本品为桑寄生科植物桑寄生*Taxillus chinensis*（DC.）Danser. 的干燥带叶茎枝。

【采集加工】冬季至次年春季采割，除去粗茎，切段，干燥或蒸后干燥。

【性味与归经】味苦、甘，性平。归肝、肾经。

【功效与主治】补肝肾，强筋骨，祛风湿，安胎。用于风湿痹痛、腰膝酸软、筋骨无力、崩漏经多、妊娠露血、胎动不安、高血压。

【用法用量】煎服，9～15 g；或入散剂、浸酒或捣汁服。

【注意事项】不可大量服用。

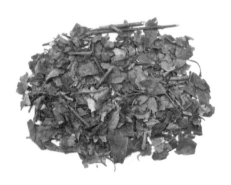

桑寄生

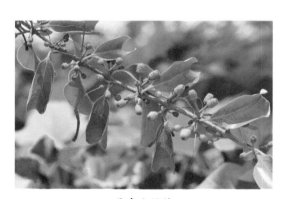

桑寄生植株

【药膳方】

▶▶ 桑寄生蛋

①材料：桑寄生30 g，鸡蛋2个，红糖适量。

②做法：鸡蛋洗净，同桑寄生一起放入瓦煲内，加适量清水煲1.5小时后加入红糖。食蛋饮桑寄生茶。

③功用：桑寄生补肝肾、强筋骨、安胎；鸡蛋性平味甘，具有滋阴润燥、养血安胎的功效。本药膳方味道芳香甘平，适用于风湿痹痛、腰膝酸软、筋骨无力、崩漏经多、妊娠露血、胎动不安、高血压。

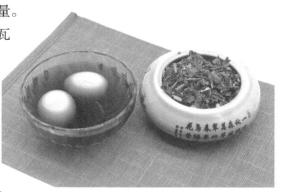

桑寄生蛋

菊花脑

【来源】本品为菊科植物菊脑*Dendranthema nankingense*（Hand.– Mazz.）X. D. Cui的嫩茎叶。

【采集加工】7～9月采收，洗净，切碎，晒干或鲜用。

【性味与归经】味苦、辛，性凉。

【功效与主治】清热解毒。用于风火赤眼、鼻炎、咽喉肿痛、支气管炎、疮疖肿痛。

【用法用量】煎服，15～30 g。外用适量，捣敷患处或煎水熏洗患处。

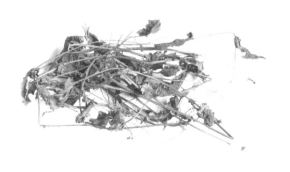

菊花脑

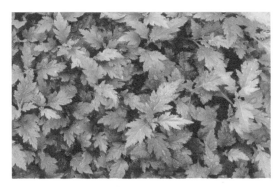

菊花脑植株

【药膳方】

1.菊花脑猪肝汤

①材料：菊花脑30 g，猪肝100 g，食盐适量。

②做法：将菊花脑、猪肝洗净。锅洗净后，加适量清水以武火煮沸后放菊花脑、猪肝，再煮沸5分钟，放入适量食盐调味即可，食肉喝汤。

③功用：本药膳方清热解毒，适用于咽喉疼痛、眼睛干涩不适及长期熬夜肝火旺盛人群。

2.菊花脑粥

①材料：菊花脑120 g，粳米100 g，食盐、香油各适量。

②做法：粳米加适量水，以武火煮沸后改文火煮，粥将成时，放入菊花脑及适量食盐，再煮至菜熟粥黏稠，淋入香油即成。

③功用：本药膳方清热解毒、凉血退赤，适用于鼻炎、支气管炎、风火赤眼、疮疖痈肿、咽喉肿痛、蛇咬伤、湿疹、皮肤瘙痒等。

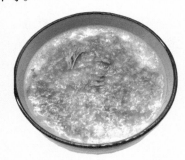

菊花脑粥

黄花倒水莲

【瑶药名】黄花参。

【来源】本品为远志科植物黄花倒水莲*Polygala fallax* Hemsl.的干燥根。

【采集加工】全年均可采挖，洗净，除去须根，晒干。

【性味与归经】味甘、微苦，性平。归肝、肾、脾经。

【功效与主治】瑶医　滋补肝肾，养血调经，健脾利湿。用于荣古瓦流心黑（产后虚弱）、本藏伯公梦（贫血头晕）、篮虷（肝炎）、哈路怒哈（肺痨咳嗽）、布醒蕹（肾炎水肿）、辣给昧对（月经不调、闭经）、辣给闷（痛经）、别带病（带下病）、尼椎改闷（肾虚腰痛）、篮榜垂翁撸（肝脾肿大）、谷瓦卜断（子宫脱垂）、港脱（脱肛）、桨蛾（乳蛾、扁桃体炎）。

中医　补益，强壮，祛湿，散瘀。用于产后或病后体虚、肝炎、腰腿酸痛、子宫脱垂、脱肛、神经衰弱、月经不调、尿路感染、风湿骨痛、跌打损伤。

【用法用量】煎服，15～30 g。外用适量，捣敷患处。

【注意事项】孕妇慎用。

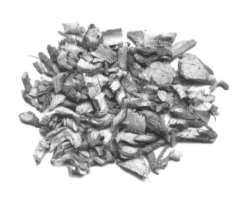

黄花倒水莲

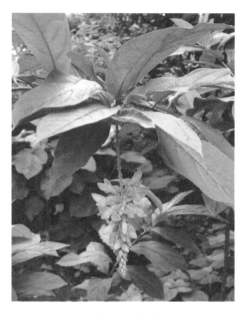

黄花倒水莲植株

【药膳方】

1.倒水莲毛桃鸡汤

①材料：黄花倒水莲50 g，五指毛桃30 g，鸡半只，灵芝、生姜、葱、食盐各适量。

②做法：黄花倒水莲、五指毛桃、灵芝洗净，生姜切片，葱切段，备用。将半只鸡切块，洗净放入锅中，倒入清水，以武火烧沸，捞出浮沫，用漏勺捞出鸡块，与黄花倒水莲、五指毛桃、灵芝、生姜一同放入砂锅中，以武火烧沸后转文火炖煮1.5小时，然后加入食盐、葱即可。

③功用：本药膳方味道甘美，黄花倒水莲补虚健脾、散瘀通络；五指毛桃味如椰汁，色如牛奶，清润可口，健脾胃、祛湿困、疏筋络；灵芝味甘、性温，增强免疫力；鸡肉性温，滋阴补血，增强免疫力。本药膳方健脾通络、益气补血，适用于产后体虚、劳倦乏力。

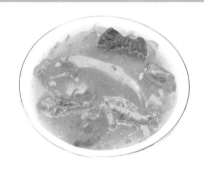

倒水莲毛桃鸡汤

2.黄花倒水莲煲豆腐

①材料：黄花倒水莲50 g，豆腐80 g，姜片、葱花各适量，食盐2茶匙。

②做法：将黄花倒水莲洗净，放入锅中，加入清水，煲40分钟后，纳入豆腐、姜片、食盐继续烹制15分钟后撒入葱花即成。

③功用：黄花倒水莲补虚健脾、散瘀通络；豆腐滋阴补虚。本药膳方味道甘甜，补虚健脾、补肾益骨，适用于体虚腰痛。

甜　茶

【瑶药名】甜茶。

【来源】本品为蔷薇科植物甜叶悬钩子*Rubus chingii* Hu var. suavissimus（S. Lee）L. T. Lu的干燥叶。

【采集加工】4～11月采收，晒干或炒后干燥。

【性味与归经】味甘，性平。归肺、肝、膀胱经。

【功效与主治】瑶医　清热解毒，利尿消肿，活血疏风，清肺，补益，收敛，止痛。用于哈轮怒哈（感冒、咳嗽）、谷阿泵卡西众（小儿消化不良）、布醒蕹（肾炎水肿）、也改昧通（大小便不通）、样琅病（高血压）、冬夷（糖尿病）、就港虷（急性肠胃炎）、崩闭闷（风湿性关节炎、类风湿性关节炎）、更喉闷（咽喉肿痛）、眸名肿毒（无名肿毒、痈疮肿毒）。

中医　清热，润肺，祛痰，止咳。用于痰多咳嗽。

【用法用量】适量，代茶饮。外用适量，研末调敷患处。

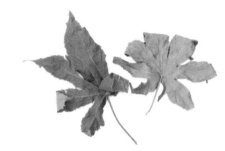

甜茶

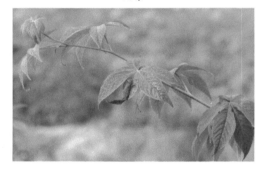

甜茶植株

【药膳方】

▶▶ 1.甜茶瘦肉汤

①材料：甜茶30 g，猪瘦肉50 g。

②做法：猪瘦肉洗净切片，甜茶洗净，与猪瘦肉同炖，饮汤食肉。

③功用：本药膳方润肺止咳，适用于肺虚咳嗽。

▶▶ 2.甜茶百香果饮

①材料：甜茶15 g，百香果1个。

②做法：甜茶煎汤去渣取汁，与百香果同调。

③功用：本药膳方清热、止咳、化痰，适用于肺热咳嗽、咽喉不利等。

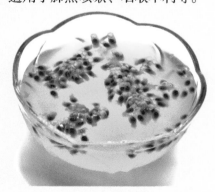

甜茶百香果饮

葛 根

【瑶药名】五层风。

【来源】本品为豆科植物野葛*Pueraria lobata*（Willd.）Ohwi. 的干燥根。

【采集加工】秋、冬季采挖，趁鲜切成厚片或小块，干燥。

【性味与归经】味甘、辛，性凉。归脾、胃、肺经。

【功效与主治】瑶医 解表退热，生津止渴，透疹，止泻。用于标蛇痧（感冒）、伯公闷（头痛）、泵卡西（腹泻）、碰累（痢疾）、白灸闷（心绞痛）、样琅病（高血压）、泵烈竞（尿路感染）、港脱（脱肛）。

中医 解肌退热，生津止渴，透疹，升阳止泻，通经活络，解酒毒。用于外感发热头痛、项背强痛、消渴、麻疹不透、热痢、泄泻、眩晕头痛、中风偏瘫、胸痹心痛、酒毒伤中。

【用法用量】煎服，10～15 g。退热生津宜生用，升阳止泻宜煨用。生津以鲜葛根为优。

【注意事项】虚寒者忌用；胃寒呕吐者慎用。

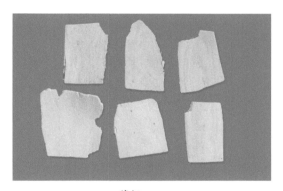
葛根

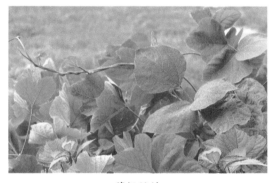
葛根植株

【药膳方】

1.葛根粥

①材料：葛根10 g，大米100 g，白砂糖适量。

②做法：将葛根洗净后放入锅中，加入适量清水，水煎取汁，加大米煮粥，待熟时调入白砂糖，再煮一两沸即成。

③功用：本药膳方发表解肌、解毒透疹、升阳止泻、生津止渴，适用于外感风热、麻疹初起、透发不畅、脾虚泄泻、消渴等。

2.葛根煎包

①材料：葛根30 g，面粉1000 g，猪瘦肉500 g，香菇（鲜品）50 g，酵母、葱花、姜丝、食盐、生抽各适量。

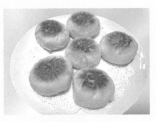

葛根煎包

②做法：将葛根加水煎煮30分钟，煎煮两次，合并滤液，与面粉、酵母一起揉制面团，醒发1小时。香菇、猪瘦肉加适量葱花、姜丝、食盐、生抽制成肉馅，然后做成包子，用平底锅油煎至熟即可食用。

③功用：本药膳方适用于胃肠积滞、脾虚泄泻。

3.升麻葛根炖猪肚

①材料：葛根30 g，升麻5 g，莲子50 g，猪肚1具，食盐、味精各适量。

②做法：猪肚洗净，升麻、葛根用纱布包好，与浸泡过的莲子一起放入猪肚中，加清水适量炖至猪肚熟后，去药包，猪肚切片放回汤中，调入适量食盐、味精煮沸即可。

③功用：本药膳方清热益气、升阳固脱，适用于慢性胃炎、胃下垂等。

4.葛根菊花茶

①材料：葛根10 g，菊花15 g。

②做法：将二者择净，放入茶杯中，冲入沸水，密封浸泡15～20分钟后取汁饮用。

③功用：本药膳方和胃止呕，适用于酒醉呕吐、津伤口渴、头目眩晕、小便短赤等。

5.清肝解酒汤

①材料：葛根、茵陈蒿、白茅根、茯苓、山楂、佩兰各10 g，铁观音茶3 g。

②做法：将上药择净，放入药罐中，加入清水适量浸泡10～15分钟后，水煎服，取汁饮用。

③功用：本药膳方清热利湿、健脾疏肝。适用于肝胆湿热或湿阻脾胃所致的黄疸、呃逆、胃脘不适、胁肋疼痛等症。

矮地茶

【瑶药名】不出林。

【来源】本品为紫金牛科植物紫金牛*Ardisia japonica*（Thunb.）Blume 的全株。

【采集加工】夏、秋季茎叶茂盛时采挖，除去泥沙，鲜用或干燥。

【性味与归经】味辛、微苦，性平。归肺、肝经。

【功效与主治】瑶医　清热解毒，活血散结，止咳化痰，止血，通经。用于哈路怒哈（肺痨咳嗽）、哈紧（气管炎）、努脑痨（瘰疬、淋巴结核）、怒藏（咯血）、崩闭闷（风湿性关节炎、类风湿性关节炎）、辣给味对（月经不调、闭经）、辣给闷（痛经）、播冲（跌打损伤）。

中医　止咳平喘，清利湿热，活血化瘀。用于咳嗽痰喘、湿热黄疸、水肿尿少、跌打损伤、风湿痹痛、经闭痛经。

【用法用量】煎服，10～30 g。

【注意事项】孕妇忌服。

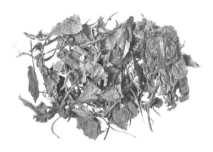

矮地茶

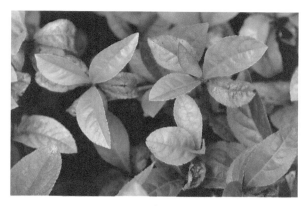

矮地茶植株

【药膳方】

1.川贝出林粥

①材料：矮地茶30 g，川贝母5 g，粳米100 g，冰糖20 g。

②做法：川贝母研粉，备用。矮地茶洗净，放入砂锅中，加水蒸煮30分钟，滤取药液。药液与粳米按常法煮粥，粥成调入川贝母粉与冰糖即可食用。

③功用：矮地茶理气镇咳，祛痰平喘，活血散瘀；川贝母味苦、甘，性微寒，清热毒，补肺阴，化痰止咳。本药膳方清热毒、化痰毒的功效较强，适用于肺热、痰热内扰或痰涎壅盛所致的咳嗽、痰饮、喘证等。

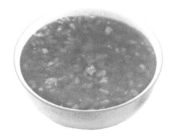

川贝出林粥

2.矮地茶鸡黄田螺煲

①材料：鲜矮地茶20 g，鲜鸡骨草20 g，鲜田基黄20 g，鲜车前草15 g，田螺500 g，植物油、食盐各适量。

②做法：把矮地茶、田基黄、鸡骨草、车前草洗净，切成寸段长备用；田螺用清水养24～48小时，多次换水去泥，煮前剪去少许螺尾。锅烧热后，加少许植物油，放入田螺爆炒3～4分钟后放入清水适量，加入矮地茶、鸡骨草、田基黄、车前草，用武火煮沸后改文火煮约1小时。加入少许食盐调味即可。

③功用：矮地茶、鸡骨草、田基黄清利肝胆湿热；车前草利湿；田螺肉可当菜肴食用，亦可当餐前餐后小食，汤水可在平时当饮料喝，也可以在三餐中饮用。本药膳方汤菜两食，适用于肝胆湿热体质人群。

3.矮地茶银耳汤

①材料：矮地茶25 g，银耳15 g，冰糖30 g。

②做法：将矮地茶洗净，用纱布袋包好，与银耳一起炖汤。汤成，加入冰糖即可。

③功用：本药膳方抗痨毒、补肺、止咳嗽，适用于肺结核、慢性阻塞性疾病、肺肿瘤、肺虚久喘等。

溪黄草

【瑶药名】熊胆草。

【来源】本品为唇形科植物线纹香茶菜*Isodon lophanthoides*（Buch. –Ham. ex D. Don）H. Hara的干燥地上部分。

【采集加工】夏、秋季采收，除去杂质，干燥。

【性味与归经】味苦，性寒。归肝、胆经。

【功效与主治】瑶医　清热解毒，利湿退黄，凉血散瘀。用于哈轮（感冒）、更喉闷（咽喉肿痛）、望胆篮虷（肝炎）、胆纲虷（胆囊炎）、港虷（肠炎）、碰累（痢疾）、播冲（跌打损伤）、囊暗（蛇虫咬伤）、身谢（皮炎）。

中医　清热利湿，凉血散瘀。用于黄疸、泄泻、急性肝炎、急性胆囊炎、痢疾、肠炎、跌打瘀肿。

【用法用量】煎服，15～30 g。外用适量，捣敷患处。

【注意事项】脾胃虚寒者慎服。

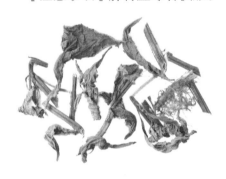
溪黄草

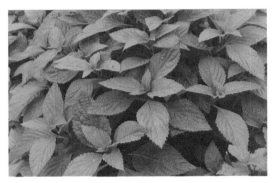
溪黄草植株

【药膳方】

1.溪黄草泥鳅汤

①材料：溪黄草30 g，泥鳅250 g，生姜4片，料酒、食盐各适量。

②做法：泥鳅活杀，用沸水洗去黏腻及血水，与溪黄草、生姜一起入锅，加清水适量，以武火煮沸后改文火煮1小时左右，加适量料酒、食盐调味即可。

③功用：溪黄草含有溪黄草素A、尾叶香茶菜素A，清热利湿、凉血散瘀；泥鳅为血肉有情之品，性凉，含多种营养成分，脂肪含量较低，胆固醇含量更少，并含有类似廿碳戊烯酸的不饱和脂肪酸。二者炖汤，利湿补虚，汤甜可口，一般人群均可食用。本药膳方清热、利湿、退黄，散瘀、凉血、止痛，适用于湿热蕴结肝脾所致的湿热黄疸、湿热泄痢、脘腹不适等病症的辅助食养，能有效降低转氨酶，也可用于急慢性肝炎证属肝胆湿热的日常食养。

⨠⨠ 2.溪黄草茶

①材料：溪黄草15 g，鸡骨草15 g，玉米须10 g。

②做法：将溪黄草、鸡骨草、玉米须一起放入茶壶内，加清水适量，用文火煮15分钟即可。

③功用：本药膳方利湿健脾，适用于肝炎、黄疸及湿热引起的带下病、痔疮、皮肤疥癣瘙痒。

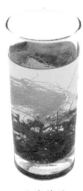

溪黄草茶

鹰不扑

【来源】本品为五加科植物虎刺楤木*Aralia armata*（Wall.）Seem. 的根。

【采集加工】全年均可采挖，除去杂质，洗净，切片，晒干。

【性味与归经】味苦、辛，性平。归肝、胃经。

【功效与主治】散瘀，祛风，利湿，解毒。用于跌打损伤、风湿痹痛、湿热黄疸、淋浊、水肿、痢疾、白带异常、胃脘痛、头痛、咽喉肿痛、乳痈、无名肿毒、瘰疬。

【用法用量】煎服，9～15 g；或泡酒。

【注意事项】孕妇慎用。

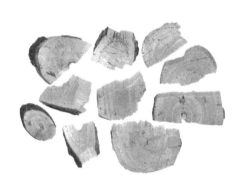

鹰不扑

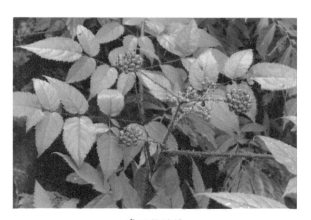

鹰不扑植株

【药膳方】

≫ 1.鹰不扑莲米汤

①材料：鹰不扑15 g，莲子30 g，半边鸭200 g左右，陈皮6 g，生姜6 g，食盐适量。

②做法：将鹰不扑洗净加水煮半小时，去渣取汁；莲子温水浸泡润软，剥开去心；半边鸭洗净焯水备用。将洗净后的莲子、半边鸭、陈皮、生姜一起放入鹰不扑汁中一同煲煮，待莲子软烂时加入适量食盐调味即成。

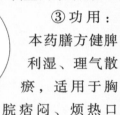

鹰不扑莲米汤

③功用：本药膳方健脾利湿、理气散瘀，适用于胸脘痞闷、烦热口渴、水肿小便不利等。

≫ 2.鹰不扑猪肚汤

①材料：鹰不扑15 g，三七10 g，猪肚200 g，白醋、葱段、生姜片、料酒、食盐、胡椒粉、面粉各适量。

②做法：猪肚用白醋和面粉搓洗净后切成大片，加适量葱段、生姜片、料酒焯水，将焯好的猪肚洗去浮沫切成条；鹰不扑切段。将猪肚、鹰不扑、三七、葱段、生姜片一起放入汤锅内，以武火烧沸后转文火煮1小时，最后加入食盐和胡椒粉调味即可。

③功用：本药膳方清热利湿、活血化瘀，适用于脘腹胀痛、嗳气反酸、大便溏烂等胃溃疡症状。

魔 芋

【来源】本品为天南星科植物磨芋*Amorphophallus rivieri* Durieu、疏毛磨芋*Amorphophallus sinensis* Belval、野磨芋*Amorphophallus variabilis* Bl.或东川磨芋*Amorphophallus rivieri* Durieu［A.Konjac K.Koch］的块茎。

【采集加工】10～11月采挖，鲜用或洗净切片晒干。

【性味与归经】味辛、苦，性寒；有毒。

【功效与主治】化痰消积，解毒散结，化瘀止痛。用于痰嗽、积滞、疟疾、瘰疬、症瘕、跌打损伤、痈肿、疔疮、丹毒、烧烫伤、蛇咬伤。

【用法用量】煎服，9～15 g（需久煎2小时以上）。外用适量，捣敷或磨醋涂患处。

【注意事项】有毒，不宜生服，内服不宜过量。误食生品及炮制品或过量服用易产生中毒症状：舌、咽喉灼热，痒痛，肿大。

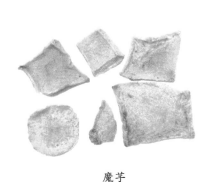

魔芋

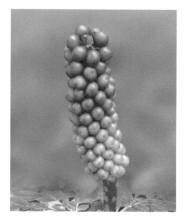

魔芋植株

【药膳方】

1.红参魔芋鸡

①材料：魔芋200 g，红参片10 g，母鸡1只（约500 g），葱段15 g，生姜片10 g，食盐5 g，胡椒粉2 g，豌豆苗100 g，花生油15 mL，味精2 g，高汤适量，料酒15 mL。

②做法：将母鸡宰杀后斩去鸡爪，用食盐、料酒在鸡全身内涂抹均匀，摆入钵内，放入红参片、葱段、生姜片，上笼蒸至熟烂。然后将魔芋切条放入盐水中煮2分钟，使之紧缩后捞起，沥干水。炒锅注入高汤，放入魔芋煮透。把蒸好的鸡摆在瓷盘里，去葱、姜，汤汁滗入锅中，浇沸后撇去浮沫，加入食盐、胡椒粉、味精调味，豌豆苗撒在鸡肉上，灌入汤汁即可食用。

③功用：本药膳方温中补气、补髓添精、补虚损，适用于虚劳、消渴、水肿、小便频繁等。食用本药膳后饱腹感强，常食减肥效果显著。

2.山药魔芋卷

①材料：魔芋50 g，鲜山药150 g，木耳15 g，猪肉末30 g，调味品适量。

②做法：魔芋切丝煮20分钟后晾凉备用；木耳泡发切丝煮熟备用；猪肉末炒熟；魔芋、木耳、肉末与适量调味品拌匀备用；鲜山药洗净去皮蒸熟，碾碎与面粉制成面糊。平底锅不放油加热摊煎山药面皮，趁热卷入备好的魔芋丝、木耳丝等馅料，装盘即成。

③功用：山药健脾益肾、补气养阴，是气阴两虚型糖尿病患者食养的食材；魔芋富含膳食纤维，有助于肠道内环境改善，平衡血糖。本药膳方适用于糖尿病兼有高血压症、高脂血症、肥胖者。

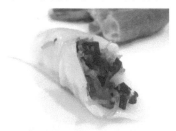

山药魔芋卷

参考文献

［1］广西壮族自治区食品药品监督管理局.广西壮族自治区壮药质量标准　第一卷（2008年版）［M］.南宁：广西科学技术出版社，2008.

［2］广西壮族自治区食品药品监督管理局.广西壮族自治区壮药质量标准　第二卷（2011年版）［M］.南宁：广西科学技术出版社，2011.

［3］钟鸣，韦松基.常用壮药临床手册［M］.南宁：广西科学技术出版社，2010.

［4］史丽萍，应森林.实用中医药膳学［M］.北京：中国中医药科技出版社，2019.

［5］钟鸣.中国壮医药大辞典［M］.南宁：广西民族出版社，2016.

［6］黄兆胜.中华养生药膳大全［M］.广州：广东旅游出版社，2004.

［7］萧步丹.岭南采药录［M］.广州：广东科技出版社，2009.

［8］李时珍.本草纲目［M］.北京：人民卫生出版社，2005.

［9］傅滋.新刊医学集成［M］.北京：中国中医药出版社，2016.

［10］黄燮才.中国民间生草药原图色谱［M］.南宁：广西科学技术出版社，2003.

［11］全国中草药汇编编写组.全国中草药汇编［M］.北京：人民卫生出版社，1975.

［12］钱信忠.中国本草彩色图鉴［M］.北京：人民卫生出版社，1996.

［13］国家药典委员会.中华人民共和国药典：2015年版［M］.北京：中国医药科技出版社，2015.

［14］国家中医药管理局《中华本草》编委会.中华本草［M］.上海：上海科学技术出版社，1999.

［15］湖北省食品药品监督管理局.湖北省中药材质量标准：2009年版［M］.武汉：湖北科学技术出版社，2009.

［16］高学敏.中国中草药彩色图鉴［M］.北京：中医古籍出版社，2012.

［17］冼寒梅，邓家刚.广西临床常用中草药［M］.南宁：广西科学技术出版社，2007.

［18］中华人民共和国卫生部国家药典委员会.中华人民共和国药典：1977年版　一部［M］.北京：人民卫生出版社，1978.

［19］国家药典委员会.中华人民共和国药典：2000年版　一部［M］.北京：化学工业出版社，2000.

［20］国家药典委员会.中华人民共和国药典：2010年版［M］.北京：中国医药科技出版社，2010.

［21］欧永章.丢了棒药酒的制备和临床应用［J］.卫生简讯，1977（增刊1）：74-76.

［22］杨吉生.祛除老年斑药膳4款［J］.农村新技术，2011（20）：67.

［23］张宏远.肉桂、桂枝药膳［J］.东方药膳，2010（12）：32-33.

［24］黄云鹄.粥谱［M］.北京：中国商业出版社，1986.

［25］唐杰发，赵国英.傣族治肝炎药膳：佛手蜂蜜粥［J］.蜜蜂杂志，2011（12）：39.

［26］潘超美.中国民间生草药原色图谱［M］.广州：广东科技出版社，2015.

［27］谭兴贵.中医药膳与食疗［M］.北京：中国中医药出版社，2009.

［28］江苏省植物研究所，中国医学科学院药物研究所，中国科学院昆明植物研究所.
　　　新华本草纲要：第二册［M］.上海：上海科学技术出版社，1991.

［29］吴仪洛.本草从新［M］.北京：人民卫生出版社，2003.

［30］甄权.药性论：药性趋向分类论（合刊本）［M］.尚志钧，辑释.合肥：安徽科学
　　　技术出版社，2006.

［31］南京中医药大学.中药大辞典［M］.上海：上海科学技术出版社，2006.

［32］李梴.医学入门：卷三［M］.北京：中国中医药出版社，1995.

［33］郭卿哲.特异药膳消除前列腺肥大［J］.山东食品科技，2001（2）：41.

［34］王术平，王素文.月经病症的中医食疗［J］.中医药学报，1992（2）：26-28.

［35］凌一揆.中药学［M］.上海：上海科学技术出版社，1984.

［36］胡龙才.药酒与膏滋［M］.南京：江苏科学技术出版社，1986.

［37］黄镐京，黄元吉.镐京直指：卷二［M］.出版社及出版时间不详.

［38］林春蕊，许为斌，黄俞淞，等.广西恭城瑶族端午药市药用植物资源［M］.南宁：
　　　广西科学技术出版社，2016.

［39］广西壮族自治区食品药品监督管理局.广西壮族自治区瑶药材质量标准（第一
　　　卷）：2014年版［M］.南宁：广西科学技术出版社，2014.

［40］潘超美.中国民间生草药原色图谱［M］.广州：广东科技出版社，2010.

［41］金秀瑶族自治县瑶医医院，金秀瑶族自治县瑶医药研究所.金秀大瑶山经典瑶药图
　　　谱与歌谣［M］.南宁：广西科学技术出版社，2018.

［42］匡德兴.地稔根治疗虚火牙痛［J］.新中医，1983（11）：34.

［43］《中药辞海》编写组.中药辞海［M］.北京：中国医药科技出版社，1993-1998.

［44］韩保昇.日华子本草：蜀本草（合刊本）［M］.合肥：安徽科学技术出版社，2005.

［45］福建省闽东本草编辑委员会.闽东本草［M］.福州：地方国营福安印刷厂，1962.

［46］陈直.寿亲养老新书［M］.天津：天津科学技术出版社，2012.

［47］何谏.生草药性备要［M］.北京：中国中医药出版社，2015.

［48］龚鹤鸣.江西民间草药验方［M］.南昌：江西人民出版社出版，1963.

［49］贵州省中医研究所.贵州民间药物：第一辑［M］.贵阳：贵州人民出版社，1965.

［50］朱华，戴忠华.中国壮药图鉴：上［M］.南宁：广西科学技术出版社，2017.

［51］泉州市科学技术委员会，泉州市卫生局，泉州市医学科学研究所.泉州本草［M］.
　　　泉州：泉州报印刷厂，1961.

[52] 福建省中医研究所草药研究室. 福建民间草药 [M]. 福州：福建人民出版社，1958.

[53] 李利娜. 药食兼用之葛根 [J]. 科技信息（科学教研），2007（36）：687.

[54] 容小翔，龙玲，李珪. 实用壮医药膳 [M]. 南宁：广西科学技术出版社，2007.

[55] 刘善述. 草木便方 [M]. 赵素云，李文虎，孙西，整理. 重庆：重庆出版社，1988.

[56] 安徽省革命委员会卫生局《安徽中草药》编写组. 安徽中草药 [M]. 合肥：安徽人民出版社出版，1975.

[57] 谢梦洲. 中医药膳学 [M]. 2版. 北京：中国中医药出版社，2013.

[58] 黄燮才. 脾胃病中草药原色图谱 [M]. 南宁：广西科学技术出版社，2008.

[59] 《健康大讲堂》编委会. 慢性病食疗王 [M]. 哈尔滨：黑龙江科学技术出版社，2012.

[60] 张天柱. 水果养生金典 [M]. 北京：中国轻工业出版社，2018.

[61] 王者悦. 中国药膳大辞典 [M]. 北京：中医古籍出版社，2017.

[62] 何国梁. 中华药酒养生大全 [M]. 广州：广州出版社，2007.

[63] 周元明，范丽丽，张爱珍. 图解食疗本草大全 [M]. 北京：化学工业出版社，2019.

[64] 方泓. 中医饮食养生学 [M]. 北京：中国医药科技出版社，2020.

[65] 李恩庆. 岭南家庭药膳必读 [M]. 广州：暨南大学出版社，2005.